Guía de Úlceras por Presión

EDITOR: *Diego Molina Ruiz*

Copyright © 2016 Diego Molina Ruiz

Edita: Molina Moreno Editores molina.moreno.editores@gmail.com

Tapa blanda, Nº páginas 89. Diseño de portada: Diego Molina Ruiz

Título de la obra: Guía de Úlceras por Presión

Guía número 11

Serie: Notas sobre el cuidado de Heridas

Primera edición: 14/10/2016

Autores:

Autor: Andrés Clavero Lorenzo

Autora: Elena Sosa Cordobés

Diego Molina Ruiz Ed.

All rights reserved / Todos los derechos reservados

ISBN-10: 1539562611
ISBN-13: 978-1539562610

Edición impresa en papel y ebook disponible en:
www.amazon.com y www.amazon.es

:

TÍTULO DE LA OBRA:

GUÍA DE ÚLCERAS POR PRESIÓN

GUÍA NÚMERO 11
SERIE: NOTAS SOBRE EL CUIDADO DE HERIDAS

AUTORES:

ANDRÉS CLAVERO LORENZO

ELENA SOSA CORDOBÉS

EDITOR: *Diego Molina Ruiz*

PRESENTACIÓN

La rápida evolución que en los últimos años han experimentado los conocimientos científicos, los medios técnicos, el desarrollo farmacológico y el propio sistema de salud se evidencia en la práctica clínica diaria. Ésta práctica comprende un conjunto de actividades que buscan responder a la necesidad de revelar, diagnosticar o examinar lesiones con fines clínicos o de investigación. En base a ello, los profesionales de la salud, desplegamos toda una actividad curativa o paliativa utilizando para ello técnicas y procedimientos propios.

La referencia a los cuidados está presente en todo el recorrido de la obra. Destaca ante todo que es una compilación centrada en los cuidados. El lector puede comprobar gratamente, que junto a un catálogo de variadas técnicas articuladas de manera concisa y completa, contiene actividades derivadas del cuidado, enunciadas con una terminología propia y entendible. Además de una exhaustiva y pormenorizada descripción de las técnicas imprescindibles, quien se acerque a sus páginas va a encontrar los elementos más reconocibles de cuidar en distintos lugares tanto en un ambiente clínico como en el domicilio del paciente. En este aspecto, en el texto se recupera la visión centrada en el paciente y no tanto hacia la técnica.

Por otra parte, se trata de una obra colectiva que ha conseguido reunir a un destacado grupo de profesionales. Esta acertada mistura de autores aporta un profundo saber práctico y actualizado, muy útil para la clínica, que es la que caracteriza a la cultura del cuidado. Si bien, cuidar de un modo excelente no es un acto o conjunto de acciones que se puedan improvisar o protocolizar. Es necesaria la individualidad, la especificidad del cuidado, que deben ir más allá de la técnica.

La obra completa denominada "Notas sobre el cuidado de heridas" se compone de 15 guías, de las cuales las 14 primeras tratan de manera específica distintos temas como son: Los distintos tipos de Heridas, Quemaduras, Lesiones cutáneas, los Cuidados tanto de Ostomías como de Traqueotomías, las diferentes tipos de Úlceras, y el Pie Diabético. Y por último la número 15 es una Guía Resumen o Compendio que recoge o engloba a las 14 anteriores.

Para terminar, es importante para mí el agradecer a todos los componentes de éste ambicioso Proyecto Editorial todo el esfuerzo que han realizado, desde el estudio pormenorizado de los temas, conciso y conforme a los más recientes hallazgos de la investigación y tecnología, hasta las pautas éticas, poniendo a disposición de la sociedad en general, lo que pueda ser un referente necesario de práctica clínica en el cuidado avanzado de Heridas.

Diego Molina Ruiz

EDITOR: *Diego Molina Ruiz*

DEDICATORIA

El presente libro en particular y la colección "Notas sobre el Cuidado de Heridas" a la que pertenece, en general, van dedicados a todas las personas que padecen alguna de las lesiones que aquí se tratan. A las personas que las cuidan, sean familiares, profesionales o amigos. Y también a todas la personas interesadas en conocer o practicar todo el saber que su lectura ofrece.

¡Salud y Ánimo!

Diego Molina Ruiz

EDITOR: *Diego Molina Ruiz*

CONTENIDOS

1	Introducción	1
2	Anatomofisiología	3
3	Contextualización	9
4	Clasificación	15
5	Prevención	17
6	Valoración	21
7	Complicaciones	29
8	Cuidados	33
9	Resumen	41
10	Bibliografía	43
11	Anexos	51

AGRADECIMIENTOS

A todo el elenco de autores que han hecho posible la elaboración de la presente guía y en su conjunto toda la colección que forman la serie denominada "Notas sobre el Cuidado de Heridas". Un equipo de profesionales que destacan por su incansable interés por la innovación basada en la evidencia. El conocimiento apoyado por la investigación y la experimentación de practicas clínicas que conforman la experiencia del trabajo diario. Con la observación y recogida de las anotaciones necesarias para ser plasmadas y compartidas a través los textos incluidos en ésta obra.

1 INTRODUCCIÓN

Las úlceras por presión (UPP) son lesiones que se producen en la piel y en el tejido que subyace, causadas por la presión de una superficie dura en contacto con una parte del cuerpo, mayormente sobre una prominencia ósea, de manera constante y durante mucho tiempo, produciendo una disminución del riego sanguíneo y del aporte de oxígeno a los tejidos.

Son más propensos a padecer estas lesiones aquellas personas que por motivos de hospitalización, deterioro del estado general, u otros motivos, pasan largos periodos de tiempo encamados, o sentados en una silla, y presentan dificultad para cambiar de postura por sí mismos.

Existen otros factores que aumentan la vulnerabilidad a padecer UPP, como son: la edad avanzada, la exposición a la humedad, la malnutrición y deshidratación, enfermedades del sistema circulatorio y respiratorio, que disminuyen la oxigenación, enfermedades neurológicas, con diminución de la sensibilidad, etc.

La presencia de UPP tiene importantes repercusiones personales, familiares, éticas, legales y socioeconómicas, suponiendo para el sistema sanitario y para el país un problema de salud pública. A nivel personal, empeora la calidad de vida del individuo y de la familia, y para el sistema sanitario supone un incremento del gasto sanitario y de la estancia hospitalaria, entre otros.

A día de hoy se reconoce que prácticamente el 95% de las UPP que se producen son evitables, por lo que el interés del profesional recae sobre su prevención, más que en su curación. Llevando a cabo medidas tan sencillas como los cambios posturales, la utilización de sistemas de disminución de presión o la aplicación de productos preventivos como los ácidos grasos hiperoxigenados, disminuyen considerablemente la aparición de UPP y se minimizan el elevado coste que posteriormente supondrá su curación.

2 ANATOMOFISIOLOGÍA

La piel deriva de las capas embrionarias ectodermo y mesodermo. El ectodermo da origen a la epidermis, los folículos pilosos, las glándulas sebáceas y sudoríparas, a las uñas y a los melanocitos. El mesodermo origina al tejido conectivo, músculo erector del pelo, vasos sanguíneos y linfáticos, células de Langerhans, lipocitos y a las células de la dermis[1].

Según las distintas partes del cuerpo, la piel puede variar su espesor, de 0,4 mm en los párpados a 4 mm en el talón, su color y la presencia de vello y glándulas. Un individuo tipo de 70 Kg, está cubierto por 1.85 m² de piel, que pesa alrededor de 4 Kg y con un volumen de 4000 centímetros cúbicos[1].

La estructura cutánea consta de tres capas superpuestas, que de fuera a dentro son: epidermis (epitelio de cobertura), dermis (vascularizada y rica en anexos cutáneos y estructuras nerviosas) y la hipodermis (tejido adiposo subcutáneo). Los anexos cutáneos son: el aparato pilosebáceo (pelo y glándula sebácea), las glándulas sudoríparas (ecrinas y apocrinas) y las uñas. En cuanto a la composición química, la piel está formada en un 70% por agua y el resto por minerales como sodio, potasio, calcio, magnesio y cloro, además de carbohidratos y lípidos y proteínas (colágeno y queratina)[1].

2.1 Capas de la piel

2.1.1 EPIDERMIS

Constituida por un epitelio plano poliestratificado queratinizado. Esta capa no posee vasos sanguíneos ni nervios. Las células que conforman esta capa son los queratinocitos, que se renuevan constantemente, y los melanocitos. La epidermis está formada por las siguientes capas o estratos, que expuestas del interior a la superficie son:

- Estrato basal o germinativo: formado por una hilera de células cilíndricas y basófilas, los queratinocitos. Entre cada 5 a 10 queratinocitos se intercalan los melanocitos (producen melanina, que es un pigmento que da color a la piel, el pelo y los ojos), las células de Langerhans (son importantes presentadoras de antígenos), y las células de Merkel (que se asocian con fibras nerviosas y transmiten parte del tacto). Esta capa se une a la membrana basal o unión dermoepidérmica en su parte inferior[1-2].

- Estrato espinoso: es esta capa los queratinocitos están unidos como una red mediante zonas de adhesión o puentes intercelulares (desmosomas). Si hay enfermedades de la piel, en esta capa puede haber retención de agua y se pueden formar ampollas.
- Estrato granuloso: los queratinocitos presentan gránulos de queratohialina, que causan la queratinización progresiva.
- Estrato lúcido: se halla sólo en las partes más gruesas de la epidermis, como en las palmas de las manos y la planta de los pies. Es una capa delgada donde los núcleos de las células ya no son reconocibles.
- Estrato córneo: los queratinocitos muertos se desprenden en forma de escamas córneas. El organismo elimina de forma natural y constante las células externas de la epidermis y elabora constantemente otras nuevas para suplir a las eliminadas (se dice que diariamente eliminamos unas 30.000 o 40.000 células de la epidermis). Las células muertas se acumulan sobre la superficie de la piel formando una capa de queratina que debe eliminarse para mantener una buena salud[1]. Esta capa apenas permite el paso de agua y sustancias solubles, por lo que tiene la función de protección mecánica y control de la perdida transepidérmica del agua, así como su emoliencia[2].

2.1.2 DERMIS

La dermis es la capa situada debajo de la epidermis, unida a ella a través de la cara interna de su capa basal. Consta de dos capas:
- La papilar o dermis superior: es una zona superficial de tejido conectivo laxo, cuyas fibras de colágeno y elásticas se disponen en forma perpendicular al epitelio, determinando la formación de papilas que conectan con la parte basal de la epidermis. En este nivel encontramos receptores de presión superficial o tacto, los corpúsculos de Meissner.
- La reticular o dermis profunda: constituida por tejido conectivo con fibras elásticas que se disponen en todas las direcciones y se ordenan de forma compacta, dando resistencia y elasticidad a la piel. Posee fibras musculares lisas que corresponden a los músculos erectores de los pelos.

Esta capa contiene la mayoría de los anejos cutáneos:
- Glándulas sudoríparas: producen constantemente sudor que emerge a la dermis a través de los poros. Con el sudor eliminamos toxinas y regulamos la temperatura corporal[2].
- Glándulas sebáceas: con forma de saco, producen sebo o grasa hacia la

dermis. La función del sebo es lubricar y proteger la piel. El sebo y el sudor se combinan para conseguir una capa que protege la piel y la hace impermeable al agua.
- Células adiposas: se encuentran en la parte inferior de la dermis. Su función es acolchar el organismo protegiéndolo de los golpes y proporcionando calor.
- Folículos pilosos: nacen de las células adiposas y continúan hasta la epidermis. En su interior se producen los pelos. Cada folículo piloso esta lubricado por una glándula sebácea, que es la que proporciona grasa al pelo correspondiente. Esta grasa lo abrillanta y lo protege de la humedad. Los pelos están sujetos por músculos elevadores que, al contraerse, erizan el pelo, fenómeno que se produce cuando sentimos ciertas sensaciones táctiles, o ante el miedo, el frío, etc.
- Vasos sanguíneos: irrigan las diferentes células de la piel a través de los capilares.
- Fibras de colágeno y elastina: se encuentran en la capa más profunda de la dermis. Su función es mantener la piel tersa, elástica y joven.
- Fibras nerviosas: responsables de las sensaciones. Las sensaciones se forman cuando los receptores envían al sistema nervioso la información percibida. Estos receptores reciben nombres diferentes según el tipo de sensación que captan. Así, tenemos los termoreceptores, capaces de identificar las sensaciones de calor o frío (sensaciones térmicas), los mecanoreceptores, que captan el peso de los objetos (sensaciones de presión) y la forma, la textura y el tamaño de los objetos (sensaciones táctiles), los nocioceptores, captan el dolor (sensaciones dolorosas)[2]. Por otro lado, las fibras nerviosas pueden ser libres, con fibras sensitivas desnudas o estar cubiertas por tejido conjuntivo. Estas fibras terminan en unos abultamientos denominados corpúsculos, existiendo varios: los corpúsculos de Paccini (encargados de recoger las vibraciones y la presión, por lo que son muy abundantes en las manos y en los pies), los corpúsculo de Ruffini, (aparecen en la parte más profunda de la dermis y su función consiste en captar las deformaciones de la piel y de los tejidos subcutáneos, captan también el calor y son más abundantes en la mano por la cara de arriba), los corpúsculos de Meisner (aparecen principalmente en la punta de los dedos y de los pies y responden a suaves tactos sobre la piel y son capaces de detectar rápidamente la forma que tienen los objetos así como sus texturas), los corpúsculo de Krause (son capaces de detectar el frío, y pueden encontrarse en la boca, la nariz, los ojos, la lengua, los genitales, etc.).

2.1.3 HIPODERMIS

También llamada tejido celular subcutáneo o panículo adiposo, es la capa situada debajo de la dermis. Constituye el estrato más profundo de la piel, en el que se almacena el tejido adiposo, formado por células llamadas adipocitos, que cumple las funciones de aislamiento y de almacén de energía en forma de grasa[2].

2.2 Cicatrización

La cicatrización es un proceso fisiológico de alta complejidad que está orientado a recuperar la integridad del tejido dañado, permitiendo su regeneración y restaurando sus funciones[3]. Pero este proceso depende de diversos factores, tanto intrínsecos como extrínsecos, los cuales son fácilmente alterables, por lo que resulta fundamental comprender el comportamiento de la piel ante una lesión y cuáles son los mecanismos que se alteran cuando se instaura una lesión crónica, como es el caso de las UPP.

Las fases de la cicatrización se dividen básicamente en fase hemostática e inflamatoria, fase de proliferación y fase de maduración. Aunque algunos autores la describen con algunas fases intermedias, principalmente se darán esas tres fases, que se solapan unas con otras. La cicatrización de una herida puede ocurrir por primera o por segunda intención[4].

2.2.1 CICATRIZACIÓN POR PRIMERA INTENCIÓN

Una herida que cicatriza por primera intención lo hace en un tiempo mínimo, sin separación de los bordes de la herida y con mínima formación de cicatriz. Esto se lleva a cabo en tres fases distintas y continuadas.

- Fase I: Respuesta Inflamatoria, del día 1 al día 5. Fluyen hacia la herida líquidos que contienen proteínas plasmáticas, células sanguíneas, fibrina y anticuerpos[4]. Se forma una costra en la superficie para sellar la salida de líquidos y evitar invasión bacteriana. La inflamación resultante de la migración de leucocitos al área ocurre en unas cuantas horas, causando edema localizado, dolor, fiebre y enrojecimiento alrededor del sitio de la herida. Los leucocitos se degradan para eliminar los restos celulares y fagocitar los microorganismos y el material extraño. Los monocitos, que al salir de la médula ósea se convierten en macrófagos, fagocitan los residuos restantes y producen enzimas proteolíticas. Finalmente, las células basales de los bordes de la piel migran sobre la incisión para cerrar la superficie de la herida. Simultáneamente, los fibroblastos localizados en el tejido conjuntivo más profundo inician la reconstrucción del tejido no epitelial. Durante la fase inflamatoria aguda, el tejido no recupera una fuerza de tensión apreciable y depende únicamente del material de sutura para mantenerse en aposición.

- Fase II: Migración/proliferación, del día 5 al día 14. Los fibroblastos migran hacia la herida y, junto con las enzimas de la sangre y de las células del tejido circundante, forman colágeno y sustancia fundamental (fibrina y fibronectina). Estas sustancias adhieren los fibroblastos al sustrato. El depósito de colágeno empieza aproximadamente el quinto día y aumenta rápidamente la fuerza de tensión de la herida. Las proteínas plasmáticas favorecen las actividades celulares esenciales para la síntesis de tejido fibroso durante esta fase de cicatrización[4]. Además de la síntesis de colágeno, se reemplazan otros componentes dañados del tejido conjuntivo. Los vasos linfáticos se recanalizan, los vasos sanguíneos forman yemas, se forma tejido de granulación y se desarrollan numerosos capilares para nutrir los fibroblastos. Muchos de éstos desaparecen durante la fase final de la cicatrización.

- Fase III: Maduración/remodelación, del día 14 hasta la cicatrización completa. No hay distinción entre la fase II y la fase III. La cicatrización empieza rápidamente durante la fase II y luego disminuye progresivamente[4]. La fuerza de tensión continúa aumentando hasta un año después de la herida. La piel sólo recupera de 70% a 90% de su fuerza de tensión original. El contenido de colágeno permanece constante, pero la fuerza de tensión aumenta debido a la formación y entrecruzamiento de las fibras colágenas. El depósito de tejido conjuntivo fibroso tiene como resultado la formación de la cicatriz. En la cicatrización normal ocurre contracción de la herida en un periodo de semanas y meses. Al aumentar la densidad colágena disminuye la formación de vasos sanguíneos nuevos y el tejido cicatricial se vuelve pálido.

2.2.2 CICATRIZACIÓN POR SEGUNDA INTENCIÓN

Cuando la herida no cicatriza por unión primaria, se lleva a cabo un proceso de cicatrización más complicado y prolongado. La cicatrización por segunda intención es causada por infección, trauma excesivo, pérdida o aproximación imprecisa del tejido. En este caso, la herida puede dejarse abierta para permitir que cicatrice desde las capas profundas hacia la superficie exterior. Se forma tejido de granulación que contiene miofibroblastos y cierra por contracción. El proceso de cicatrización es lento y habitualmente se forma tejido de granulación y cicatriz[4].

EDITOR: *Diego Molina Ruiz*

3 CONTEXTUALIZACIÓN

En la actualidad, el interés en el cuidado relacionado con estas lesiones ha ido en aumento y no solo encaminado hacia la consecución de un tratamiento eficaz, sino también, dirigido hacia la prevención de las mismas, ya que se estima que hasta un 95% de las UPP son evitables[5].

El deterioro de la integridad cutánea de un individuo se puede presentar tanto si se encuentra en instituciones sanitarias como en el ámbito domiciliario, siendo responsable de un agravamiento del pronóstico, de una disminución de la esperanza de vida y de un deterioro de la calidad de vida de quienes las padecen y sus cuidadores[5].

Estos pacientes exigen una atención directa y diaria de los profesionales y cuidadores para evitar la aparición de las UPP o conseguir su curación en caso de presentarla. Esta situación eleva considerablemente las cargas asistenciales y genera un aumento de los costes, tanto directos como indirectos. La Organización Mundial de las Salud (OMS) las considera como un indicador de calidad asistencial[5].

3.1 Definición y prevalencia

Podemos definir UPP como aquella lesión de la piel producida por una presión mantenida en una determinada región corporal que resulta en daño al tejido subyacente. Como consecuencia, se produce una isquemia del tejido blando por compresión entre dos estructuras rígidas, prominencia ósea y superficie exterior[6].

Según el 3er Estudio Nacional de Prevalencia de UPP realizado en España por el Grupo Nacional de Prevalencia y Asesoramiento de Úlceras por Presión y Heridas Crónicas (GNEAUPP), estas lesiones afectan a un 5.89% de las personas que reciben atención domiciliaria, a un 7.2 % de las personas ingresadas en hospitalización de agudos y a un 6.39% de las ingresadas en centros socio-sanitarios[7].

En los hospitales destaca la elevada prevalencia en UCI, que llegaría al 22%[8]. Existe mayor proporción de varones y con una edad menor frente a los centros de atención primaria y la atención socio-sanitaria, donde predominan las mujeres, siendo la magnitud de efecto de esta asociación moderada. Es posible que la explicación a este dato sea la mayor longevidad del sexo femenino.

Considerando las características de las lesiones, la situación más frecuente y común en los tres niveles asistenciales es que los pacientes tengan 1 o 2 UPP y no llegan al 15% los que tienen 3 o más. En la clasificación por estadios, el mayor porcentaje de lesiones corresponde a las de estadio 2. Las localizaciones anatómicas en las que aparecen con mayor frecuencia las UPP son sacro, talón, trocánter y maléolos, en este orden[8].

La población pediátrica y neonatal ingresada en unidades de críticos, unidades de hospitalización o aquellos niños con enfermedades crónicas, déficit psicomotor, problemas neurológicos o lesionados medulares, son los grupos de mayor riesgo y mayor incidencia de UPP[7].

En cuanto a estudios e investigación destinados a explorar las necesidades o demandas de salud sentidas por la población, en el estudio de Hopkins et al. Sobre las experiencias de personas mayores que padecen UPP se identificaron tres temas principales y varios subsistemas: las UPP producen un dolor sin fin, las UPP producen restricciones en la vida; y el afrontamiento de las UPP[9]. Spilsbury et al hallaron que las UPP y su tratamiento afectaban a las vidas de quienes las padecían en las facetas emocional, mental, física y social, lo que es debido no solo al dolor, sino también a aspectos secundarios de las UPP como la apariencia, el olor o las fugas de exudado. Además, las sensaciones de la población reflejaron una dependencia de otros, indicando algo preocupante: el dolor, el malestar o la angustia no eran reconocidos por el personal de enfermería[10].

3.2 Etiopatogenia

El factor causal primordial en la formación de las UPP es la fuerza de compresión, ya sean fuerzas de compresión de alta intensidad por corto período de tiempo o de baja intensidad por largos períodos de tiempo; en ambos casos pueden producir ulceraciones cutáneas. Son más sensibles los tejidos subcutáneos y el músculo, bastando presiones de 60-70 mmHg por 1-2 horas para sufrir cambios irreversibles. Se debe tener en cuenta que la presión ejercida sobre el sacro y trocánteres en las camas hospitalarias puede alcanzar hasta los 100-150 mmHg[9].

Los mecanismos básicos de producción de UPP son:

- Presión: es la fuerza ejercida en dirección perpendicular sobre una zona concreta a causa de la fuerza de la gravedad y del propio peso de la persona. En condiciones normales, la presión capilar oscila entre 16-32 mmHg, por lo

que una presión superior a 32 mmHg será suficiente para interrumpir el flujo sanguíneo, desencadenar procesos trombóticos y forzar un ambiente anaerobio que desencadene lesiones tisulares y necrosis[9].
- Fuerza de fricción: es la fuerza tangencial que actúa paralela a la piel en situaciones en las que se produce arrastre o roce. Supone un trauma para la piel por desgaste y posible superación del umbral elástico de la misma.
- Fuerzas de cizallamiento: es una combinación de presión y fricción. Estas fuerzas son frecuentes en la posición de Fowler.
- Isquemia - revascularización súbita: durante la isquemia local se mantiene la actividad celular normal a base de las reservas tisulares de oxígeno y nutrientes básicos. Una vez agotadas estas reservas, los tejidos buscan alternativas anaeróbicas que conducen a la formación de desechos, que se acumularan en el intersticio y pasaran al lecho vascular. Si tras un tiempo prolongado, con presión constante y mantenida sobre una zona, se libera dicha presión, se produce una revascularización súbita. Esta revascularización aumentará considerablemente la permeabilidad capilar, produciendo extravasación de los sustratos procedentes del metabolismo anaerobio, afectando las propiedades tisulares y disminuyendo la elasticidad y resistencia de la piel[9].

Dependiendo de la posición corporal, existen localizaciones donde la vulnerabilidad de sufrir UPP aumenta:

- Decúbito supino: occipucio, escápulas, codos, sacro, coxis, pliegue interglúteo y talones[9].
- Decúbito lateral: pabellón auricular, hombro, codo, cresta iliaca, trocánter mayor, cara externa e interna de la rodilla, maléolo interno y externo y talón.
- Decúbito prono: codos, costillas, esternón, crestas iliacas, cara anterior de los muslos, rodillas, dorso de los pies y dedos de los pies.
- Sedestación: escápulas, sacro, coxis, tuberosidades isquiáticas y talones.

3.3 Factores de riesgo

Además del mecanismo de isquemia - presión, existen múltiples factores que contribuyen en el proceso de ulceración, disminuyendo la tolerancia tisular y creando las condiciones para que se genere una UPP. Estos factores pueden ser extrínsecos o intrínsecos[11].

- FACTORES EXTRÍNSECOS
  - Maceración, transpiración y exudado de la herida: producen un exceso de humedad de la piel, haciéndola más blanda y susceptible de lesionarse. También repercute negativamente la incontinencia.
  - Fricción: el roce con otra superficie daña la epidermis y causa abrasiones superficiales.

- Fuerzas cortantes o cizallamiento: la fricción en combinación con la gravedad mueve el tejido blando sobre un hueso fijo produciendo disrupción de vasos, lo que genera más isquemia. Esto se produce
- por ejemplo, al elevar la cabecera más de 30° y el paciente se desliza hacia abajo.

- FACTORES INTRÍNSECOS
  - Edad: en pacientes añosos la piel es más seca, deshidratada, menos elástica y con reducción de la masa tisular, lo que favorece la ulceración.
  - Nutrición: la baja ingesta oral o la desnutrición favorecen la producción de estas úlceras. En pacientes con UPP se recomienda dietas hipercalóricos e hiperproteicas, en la medida de lo posible, con estas características:
    - Calorías: 30-35 Kcal/Kg peso/día[12-13].
    - Proteínas: 1,25-1,5 gr/kg peso/día, aunque se puede aumentar hasta 2 gr/kg peso/día en función de necesidades.
    - Minerales: especialmente aporte de Zinc, Hierro y Cobre.
    - Vitaminas: especialmente las vitaminas del complejo B y vitaminas A y C.
    - Aporte hídrico: 30 cc agua/día/kg peso[12-13].

La principal escala que se usa para valorar el estado nutricional y así poder establecer un adecuado tratamiento es la llamada MNA (Mini Nutritional Assessment). (Anexo 1).

  - Movilidad: en condiciones normales, nos movemos y cambiamos de postura cuando la presión nos incomoda o causa dolor. La parálisis, los trastornos sensoriales, la debilidad extrema, apatía, falta de lucidez mental, etc., afecta esta respuesta. Es importante recomendar los conceptos básicos sobre cambios posturales:
    - Seguir un patrón de cambios posturales establecidos cada hora o cada tiempo que se programe, que variará en función de la movilidad y estado general del paciente.
    - Mantener siempre la alineación corporal y distribución del peso adecuadas.
    - Evitar el arrastre.
    - A los pacientes en sedestación hay que movilizarlos cada hora.
    - En decúbito lateral no sobrepasar un ángulo de 30°.
    - Valorar el uso de dispositivos de ayuda existentes o disponibles, como colchones o cojines específicos o reguladores de temperatura. También se puede valorar el uso de taloneras o vendajes que protejan zonas en riesgo[12-13].
  - Hipoxia tisular: cualquier trastorno que resulte en una hipoxia tisular también favorece la formación de UPP. Entre estos trastornos encontramos las alteraciones circulatorias o respiratorias, anemias y edema.
  - Higiene: la falta de higiene aumenta el número de microorganismos en la piel, la macera y la hace más proclive a lesionarse.

- Lesiones medulares, enfermedades neurológicas, etc.
- Otros: anemia, hipoproteinemia, hipovitaminosis, patologías psiquiátricas, respiratorias, circulatorias, infecciones crónicas, abandono familiar, etc.

4 CLASIFICACIÓN

Las úlceras por presión se suelen clasificar en 4 estadíos, que se enumeran con los números romanos I, II, III, IV. Hay otros métodos para clasificarlas, que van desde agrupaciones en 2 estadíos hasta agrupaciones en 6, pero en este documento usaremos el más común, el que usa y recomienda el Grupo Nacional para el Estudio y Asesoramiento en Úlceras por Presión y Heridas Crónicas (GNEAUPP), clasificación que surgió en el año 1997 y se revisó en el año 2003. Es el sistema utilización por prácticamente toda la comunidad científica centrada en el estudio y tratamiento de las úlceras por presión[12-13]. El encasillar la úlcera por presión en un nivel o en otro dependerá fundamentalmente de los tejidos afectados y de la extensión y profundidad de la misma. Sin embargo, hay que aclarar que sólo una vez desvitalizado el tejido y realizando una limpieza profunda podremos saber realmente el nivel en el que se encuentra la UPP. Es importante clasificar bien y determinar el estadío en el que se encuentra la úlcera, ya que el tratamiento y materiales a usar según el nivel varía de un estadío a otro.

Así, las categorías o estadíos que recomiendan la GNEAUPP son:

- Estadío I: Se caracteriza por una alteración en la piel observable, que corresponde a un eritema cutáneo que no palidece al aplicar presión sobre él. Otros autores recomiendan que hay que esperar unos 30 minutos y si, el eritema no desaparece estamos ante una UPP grado I. En este caso, la piel está intacta. En personas de piel oscura, el eritema puede tomar colores rojos o morados y azulados. Otras características de la piel que pueden verse modificadas son la temperatura de la piel (caliente o fría), la presencia de edemas o induración y sensaciones como dolor o escozor[14-15-16].
- Estadío II: En este nivel ya existe una pérdida parcial del grosor de la piel, que puede afectar a dermis, epidermis o ambas. Se manifiesta como una úlcera superficial con un lecho rojizo y con ausencia de esfacelos. Es una úlcera superficial que tiene aspecto de ampolla, abrasión o cráter superficial.
- Estadío III: Se tratan de úlceras ligeramente profundas y que tienen bordes claramente diferenciados y delimitados. Puede existir necrosis y exudación,

que implica lesión del tejido subcutáneo. Puede extenderse hasta llegar a la fascia, pero no se ve en ningún caso hueso, músculo o tendones. Según la zona anatómica donde se produzca la úlcera y el tejido adiposo que contenga, pueden existir tunelizaciones y serán más o menos profundas. Suelen presentar esfacelos.

- Estadío IV: Existe una pérdida del espesor total de la piel con destrucción extensa, necrosis del tejido y dejando expuestos músculos, huesos y tendones. Pueden presentar esfacelos y suelen ser cavitadas. Tienen forma de cráter. Suele haber exudado abundante. Una UPP en este grado puede provocar una sepsis general al tener tan expuestos los tejidos, así como un shock séptico, osteomielitis u osteítis.

Es muy importante recordar que el mejor tratamiento para las úlceras por presión es la propia prevención.

5 PREVENCIÓN

El aspecto fundamental y más útil para la prevención de las úlceras por presión es realizar una valoración individualizada y personal los pacientes ya sea en un centro sanitario, residencia geriátrica o incluso para pacientes atendidos en su domicilio. Esta valoración debe ser integral, ayudada por el uso de escalas, mencionadas y explicadas anteriormente, que nos servirá para clasificar los pacientes por grupos de riesgo y adecuar el tratamiento de la forma más adecuada.

Sin embargo, no existe un consenso claro sobre cuál es la mejor forma de valorar el riesgo de aparición de úlceras por presión, ya que algunos autores señalan que el juicio del personal de enfermería es más valioso que el uso de escalas, y que éstas solo son un apoyo. Otros autores sin embargo dicen que en el caso de las enfermeras o enfermeros no expertos y expertas el uso de escalas es lo más recomendado puesto que siguen criterios objetivos fácilmente diferenciables[17].

Los defensores a ultranza del uso de escalas se basan en una revisión que cita 5 puntos clave o ventajas que nos trae el uso de las mismas. Estos puntos son:

1. Asegura el uso efectivo y eficiente de los recursos disponibles.
2. Sirve de soporte para la toma de decisiones clínicas.
3. Permite el ajuste de casos.
4. Facilita el desarrollo de protocolos en el tratamiento y/o prevención de úlceras por presión.
5. Ayuda en casos de litigios, puesto que son pruebas escritas[18].

Como ya hemos mencionado, la valoración debe ser integral, y fundamentalmente debe seguir estos cincos puntos básicos:

1.- Hay que hacer una valoración de enfermería de todos los patrones funcionales de salud, ayudándose además del uso de las distintas escalas con criterios objetivos existentes.

2.- Realizar una completa exploración física del individuo prestando especial atención a los factores que modifican la cicatrización de la piel, así como una revisión de la historia clínica del paciente.

3.- Realizar una exploración vascular completa (palpación de pulsos, etc.) y neurológica (sensibilidad, etc.).

4.- Dada la importancia del estado nutricional, conviene realizar un seguimiento sobre los nutrientes aportados tanto en calidad como en cantidad, siempre teniendo en cuenta las características de cada paciente y los gustos personales.

5.- Valoración del aspecto psicosocial incluyendo al cuidador o cuidadora principal[19-20].

Además, se recomienda hacer una valoración periódicamente, no sólo cuando el paciente tiene contacto por primera vez con los servicios sanitarios. Es recomendable hacer una valoración nuevamente cada semana, así como cuando se produzca algún cambio destacable que pueda implicar un cambio en el riesgo de padecer úlceras por presión.

Una vez que hemos visto los pilares básicos en cuanto a la prevención de las úlceras por presión, vamos a hacer un resumen de las recomendaciones existentes actualmente y que el profesional de enfermería debe saber, aunque todo tratamiento debe basarse en evitar las fuerzas tangenciales como la presión, considerar la enfermedad o enfermedades de base del paciente y tratar las lesiones según el protocolo correcto en cada caso.

- Valorar el riesgo de úlceras por presión en el primer contacto del paciente con los servicios sanitarios, usando una escala de valoración de riesgo que tenga criterios objetivos[21].
- Usar productos tópicos sobre la piel como ácidos grasos hiperoxigenados, cremas hidratantes, etc.
- Cambiar de posición al paciente encamado según el tratamiento propuesto en función de las capacidades y características del paciente.
- Usar dispositivos de apoyo existentes como colchones específicos, cojines, taloneras, etc.
- En los pacientes que estén sentados, cambiarlos de posición cada hora.
- Elevar el cabecero de la cama lo mínimo posible.
- Cuando se movilice al paciente, evitar la fricción.
- En decúbito lateral hay que evitar que el paciente apoye sobre el trocánter.
- Evitar el arrastre.
- Usar almohadas para liberar los talones de presión.
- Valorar la ingesta de alimentos en pacientes que tienen riesgo de padecer UPP[21].
- Enseñar a los familiares los cuidados básicos para la prevención de las UPP.
- Es importante el tratamiento de las incontinencias, puesto que un ambiente húmedo favorecerá la aparición de las UPP.
- Secado meticuloso durante la higiene, así como el uso de agua tibia.
- Asegurar una buena hidratación.
- Usar apósitos protectores.

Una vez que la úlcera ya se ha desarrollado, hay que seguir unas pautas básicas, como son:

- Clasificar la úlcera por estadios.
- Valoración de la evolución de la úlcera por semana.

- Registrar en la historia el estado de la úlcera, tanto su aspecto, localización, tamaño...
- Usar suero fisiológico para limpiar el fondo de la úlcera.
- Usar el apósito y material adecuado para mantener el lecho de la úlcera húmeda.
- Proteger la piel de las zonas de alrededor de forma adecuada[21].
- Valorar el dolor producido por la úlcera y tratarlo.
- Tener en cuenta la necesidad de dieta hiperproteica e hipercalórica para estos pacientes.
- Medir las dimensiones de la úlcera para clasificarlas mejor y ver evolución.
- Valorar la desnutrición del paciente mediante la albúmina o la bajada de peso.

En cuanto a las intervenciones desaconsejadas en la prevención de las úlceras por presión, nos encontramos con las siguientes:
- Dar masajes en las zonas de riesgo, que normalmente están enrojecidas.
- Aplicar alcoholes sobre la piel para estimular la circulación.
- Usar flotadores para la zona sacra en pacientes con riesgo de padecer este tipo de úlceras[21].

Por último, las recomendaciones que están desaconsejadas una vez que ya se ha desarrollado la úlcera por presión son las siguientes:
- Sentar al paciente que tiene la herida en el sacro en un sillón convencional.
- Usar antisépticos como la povidona yodada o clorhexidina para limpiar el fondo de la úlcera, así como en úlceras que tengan signos de infección.
- Limpiar con la solución a presión sobre el lecho de la herida[21].
- Aplicar antibióticos en forma de pomada en úlceras con signos de infección.

El personal de enfermería debe encargarse de la educación para la salud tanto de estos pacientes si es posible como de la familia o cuidador/a principal. El objetivo de la educación para la salud es ofrecer los recursos y conocimientos básicos a la población general para que ellos mismos sean capaces de ofrecerse unos cuidados de calidad y así conseguir también la disminución del gasto sanitario.

Cuando un profesional de enfermería le da información a un paciente o su familia, lo debe hacer de forma comprensible, usando un lenguaje adaptado al nivel del receptor y dando la información de forma escalonada evitando que el paciente o familia reciba información de forma excesiva y queden dudas y detalles por el camino.

Como en cualquier otro ámbito de educación para la salud, para los pacientes con úlceras por presión o en riesgo de padecerlas se les recomendará y se les ayudará a:

- Mejorar el nivel de salud adquiriendo un estilo de vida más saludable.
- Ayudar a aumentar el nivel de conocimientos sobre los cuidados básicos para la prevención y/o tratamiento de las úlceras por presión.
- Mejorar la participación en los cuidados[22-23].
- Aconsejarle y explicarle los recursos sanitarios a los que puede acceder.

- Ofrecer información y conocimientos que les permitan desarrollar las habilidades específicas para los autocuidados.
- Enseñar a detectar signos y síntomas de posibles complicaciones.

El profesional de enfermería, encargado de la educación para la salud también debe saber que la familia es una parte importante en el tratamiento y en el cuidado de los pacientes, siendo muchas veces el pilar fundamental sobre el que se asienta los autocuidados. Por esto, los enfermeros/as deben valorar las capacidades tanto personales como económicas, el entorno y la predisposición, el apoyo y la clase social para determinar el grado de información y la forma en que ésta se puede proporconar[24]. Una vez se establezca este paso, el profesional de enfermería podrá determinar de forma adecuada el método que usará para impartir la educación para la salud, que pueden ser mediante entrevista, talleres a pacientes y cuidadores con soporte audiovisual, trípticos informativos, guías sobre cuidados preventivos de las UPP, soporte por internet, etc.

6 VALORACIÓN

El método más eficiente de afrontar el problema de las úlceras por presión en nuestros centros sanitarios es la prevención. Entre las estrategias incluidas en los programas preventivos está la evaluación del riesgo de aparición de UPP mediante escalas. Una escala de valoración del riesgo de desarrollar úlceras por presión (EVRUPP) es una herramienta que permite estimar la probabilidad que tiene un paciente de presentar UPP mediante una serie de parámetros considerados como factores de riesgo. Éstas son más eficaces que el simple juicio clínico aislado y conllevan la aplicación de intervenciones preventivas de forma más precoz[25].

Entre las EVRUPP con mayor capacidad predictiva están las escalas de NORTON, BRADEN y EMINA[25-26]. La escala NORTON (Anexo 2) se puede usar tanto en el entorno hospitalario como en la comunidad, y tiene en cuenta cinco parámetros: estado mental, incontinencia, movilidad, actividad y estado físico del individuo [25-27]. No obstante, la BRADEN (Anexo 3) y la EMINA (Anexo 4) solo son válidas para pacientes hospitalizados. La primera valora seis factores: la percepción sensorial, la humedad de la piel, la actividad física, la movilidad, la calidad de la nutrición y la exposición a fricción y deslizamiento. Por otra parte, la escala EMINA valora el estado mental, la movilidad, la humedad, la nutrición y la actividad del paciente en esos momentos[25-28-29].

La realización de la valoración del riesgo que tiene un paciente de desarrollar UPP es clave en su ingreso y cuando haya cambios en su estado de salud. Además, dicha evaluación debe ser llevada a cabo por personal capaz de reconocer los factores de riesgo descritos en la escala de valoración que se vaya a utilizar[25].

6.1 Descripción de la UPP

Una úlcera por presión es una lesión en la piel ocasionada por un proceso de isquemia, pudiendo extenderse desde la epidermis hasta el tejido óseo [30]. Antes de iniciar el tratamiento de la herida deberemos realizar una valoración inicial para así poder monitorizar su evolución [31]. La localización de la úlcera nos orienta sobre la causa y sobre las medidas necesarias de llevar a cabo. Las zonas más susceptibles a desarrollar UPP son aquellas prominencias óseas que estén expuestas a presión, fricción o cizallamiento. Así, por ejemplo, si el paciente se mantiene durante un periodo prolongado en posición decúbito supino las zonas que podrían verse más afectadas serían el occipital, las escápulas, los codos, el sacro, el coxis, los talones y los dedos de los pies.

Además de la localización, se pueden utilizar otros parámetros para monitorizar las UPP apropiadamente: las dimensiones (longitud, anchura y volumen), las cavidades existentes (tunelizaciones y fístulas), los tejidos del lecho (eritema, esfacelo, tejido necrótico, epitelio y granuloma), la cantidad y el tipo de exudado (purulento, hemorrágico, seroso) y el olor de la misma. Asimismo, sería conveniente describir el estado de la piel periulceral (integra, eritematosa, lacerada, macerada o edematosa) y de los bordes de la herida (bien definidos, irregulares, macerados, etc.), así como identificar cualquier signo de infección (inflamación, exudado purulento, calor, dolor, mal olor)[32].

En la literatura científica existen diferentes escalas para evaluar estos parámetros de forma sistemática, como el trabajo de Verhonick, la escala Sessing, la escala WHS (Wound Healing Scale), la escala Sussman (Sussman Wound Healing Tool), PSST (Pressure Sore Status Tool), PUSH (Pressure Ulcer Scale for Healing), la escala DESIGN y la escala CODED [33]. No obstante, según el Comité consultivo nacional norteamericano de UPP la escala de más fiabilidad es la escala PUSH (Anexo 5). Esta herramienta de monitorización de la evolución de las UPP considera las dimensiones, la cantidad de exudado y el tipo de tejido existente en la úlcera [34-35].

6.2 Cuidados específicos

El tratamiento local de las úlceras por presión se lleva a cabo a través de los siguientes pasos:

- Limpieza de la herida: se deberá aplicar una presión de lavado con suero salino 0,9% que garantice el arrastre de restos orgánicos, inorgánicos y exudados cada vez que se cambie el apósito. De esta manera disminuimos el riesgo de infección, rehidratamos la superficie de la herida y facilitamos la inspección de la úlcera [31-34-35]. Se limpiará la herida al comienzo y en cada cambio de apósito[36].

- Desbridamiento: el desbridamiento es clave para una buena evolución de aquellas heridas que contengan tejido necrótico, esfacelos o detritus celulares[37], ya que estos favorecen el desarrollo de gérmenes patógenos y retrasan el proceso de curación. Según el tipo de tejido a desbridar y la situación clínica del paciente se procederá a realizar un desbridamiento quirúrgico, enzimático o químico, o autolítico. Además, tendremos que tener en cuenta la rapidez con la que queremos desbridar, la presencia de infección, la profundidad y localización de la úlcera, así como el dolor y posibles coagulopatías del paciente [31-35-36].

  • Quirúrgico: se llevará a cabo el desbridamiento cortante parcial o total para eliminar el tejido desvitalizado y llegar al tejido sano. Se valorará el uso de medidas analgésicas, hemostáticas y antisépticas antes y después esta técnica estéril [31-35-36]. En caso de que se produzca una hemorragia consecuente al procedimiento, se procederá a realizar la compresión directa y se aplicarán apósitos de alginato las siguientes 24 horas para manejar el sangrado. Posteriormente se retomarán las pautas establecidas anteriores al incidente[37].

- Enzimático o químico: se aplicará enzimas tópicas (colagenasa, estreptoquinasa) para conseguir reblandecer la escara necrótica. Además, para potenciar la acción de estas enzimas se aumentará el nivel de humedad de la úlcera y se protegerá la piel periulceral para evitar su maceración[31-36].
- Autolítico: se trata de realizar una cura de tipo húmedo para facilitar que los macrófagos, neutrófilos y enzimas orgánicas eliminen el material necrótico[31].

- Abordaje de la infección:
  - Se evitará el contacto de los desechos corporales con la úlcera.
  - No se utilizarán antisépticos de forma sistemática en la limpieza de la lesión.
  - Se identificará cualquier signo de infección: inflamación, exudado purulento, calor, dolor, mal olor.
  - Se llevarán a cabo las medidas higiénicas y protectoras necesarias antes de cualquier manipulación de la UPP.
  - Se tratarán en último instante las zonas y lesiones más contaminadas[31-36].
  - Se deberá intensificar el proceso de limpieza y el desbridamiento de la úlcera en presencia de infección.
  - Se realizarán cultivos bacterianos si existen signos de infección o la evolución de la herida no es la esperada.
  - Se usará antibióticos sistémicos en vez de tópicos en las UPP infectadas una vez identificado el germen patógeno.
  - Se aconseja usar apósitos con plata o cadexómero iodado como opción a los antibióticos locales para la prevención de la infección.
  - Se evitará el cierre en falso o la producción de abscesos en la lesión rellenando las cavidades o tunelizaciones.

- Aplicación del producto-apósito adecuado:

Se tendrán en cuenta diversos aspectos del paciente y de la lesión para la elección del apósito más adecuado, tales y como son: clase de tejido, características y cantidad de exudado, localización de la lesión, piel perilesional, estado general del paciente, relación coste-efectividad, etc. No obstante, se reconsiderará el tipo de apósito y, se cambiará según el tipo de producto usado y las propiedades de la UPP[31-36].

- Se recomienda el uso de apósitos y productos de cura en ambiente húmedo para una mejor curación y restauración de la integridad cutánea.
- Los apósitos hidrocoloides están indicados para UPP limpias en zonas del cuerpo donde no se enrolle.
- Los apósitos de hidrogel se usarán en UPP no infectadas y con tejido de granulación[31-36].
- En úlceras con un alto o moderado contenido de exudado se utilizarán apósitos de alginato e hidrofibras.
- Se aconseja el uso de apósitos de silicona en lesiones frágiles o con la piel perilesional del mismo modo.
- En úlceras que están infectadas o colonizadas con alto riesgo de infección se usarán apósitos de plata.
- Cuando tengan mucho exudado o sean malolientes se considerará el uso de apósitos con carbón activo.
- En el caso de difícil cicatrización se recomienda el uso de apósitos con colágeno.

6.3 Dolor

En los últimos años, numerosos estudios demuestran que el dolor está presente en la mayor parte de las heridas crónicas, como es el caso de las UPP[38-39]. La relación entre la intensidad del dolor que experimenta un paciente y el tamaño o tipo de la lesión es altamente variable, no puede predecirse y es de difícil valoración. No deberá considerarse que porque un paciente no pueda expresar o reaccionar ante el dolor que éste no exista.

El dolor de una herida crónica es el resultado de la combinación de dos tipos de dolor: uno nociceptivo, causado por el daño tisular, que es el estímulo de la respuesta dolorosa y otro neuropático, cuyo origen es el daño del tejido nervioso en la zona de la herida[40-41]. Los pacientes consideran el dolor asociado a estas heridas un síntoma muy penoso que empeora considerablemente su calidad de vida, ya que puede ser muy intenso y tener repercusiones tanto físicas como psicológicas[42]. En muchas ocasiones, los profesionales de enfermería hemos minusvalorado el dolor en los planes de cuidados de pacientes que presentaban una UPP, por lo que este no ha sido tratado[43-44].

El control del dolor irá dirigido al tratamiento de la causa subyacente o de los factores locales que favorecen la aparición del dolor, tales como la isquemia, infección, sequedad o exudados excesivos, edema, maceración de la piel perilesional, etc. La valoración del dolor debe ser una parte importante en la valoración integral del paciente, ya que los datos obtenidos influirán de modo decisivo en las intervenciones aplicadas.

El registro de valoración de dolor debe ser un documento de trabajo imprescindible de comunicación entre el equipo de enfermería para la toma de decisiones en el cuidado de estas lesiones. Debemos realizar una nueva valoración y evaluación de dolor cada vez que se lleve a cabo la cura de la úlcera, ya que la percepción y el grado de dolor se modificará.

Por tanto, aliviar el dolor debe ser uno de los objetivos prioritarios planteados en el plan de cuidados de enfermería a pacientes con UPP; para lograr su cumplimiento necesitaremos una valoración adecuada del dolor manifestado por el paciente mediante escalas de medición (tabla 1, Anexo 6), medidas farmacológicas y no farmacológicas y una continuidad en los cuidados por parte del equipo sanitario.

La importancia de la valoración del dolor y su tratamiento aparece recogida en otros trabajos referidos a las úlceras por presión y heridas crónicas, en los que se concluye que el dolor es el desafío más importante al que hay que enfrentarse en el cuidado de enfermos con heridas y lesiones en la piel[41].

6.3.1 VALORACION DEL DOLOR

Para realizar una adecuada valoración del dolor, debemos seguir una serie de pautas:
- Efectuar una valoración rutinaria del dolor de la úlcera por presión en cada turno (en caso de pacientes hospitalizados), con los cambios de vendas, y periódicamente de acuerdo con el estado del individuo (Anexo 6)
- Valorar el dolor procedimental y no procedimental de la úlcera por presión inicialmente, semanalmente y con cada cambio de vendas.
- Valorar en todos los individuos el dolor relacionado con una úlcera por presión o su tratamiento.
- Valorar en los adultos el dolor relacionado con una úlcera por presión mediante el empleo de una escala válida.
- Valorar el dolor en los neonatos y niños mediante el empleo de una escala válida.
- Utilice la herramienta FLACC (Cara, Pierna, Actividad, Llanto, y Consuelo) para los niños desde los 2 meses hasta los 7 años de edad. (Anexo 7).
- Utilice la Escala CRIES (Llanto; necesidad de O2 por saturación >95%; Aumento de los signos vitales; Expresión; Falta de sueño) para los neonatos hasta los 6 meses.(Anexo 8)
- La valoración del dolor debería incluir una valoración del lenguaje corporal y de las señales no verbales (por ejemplo, cambios de actividad, pérdida de apetito, defensa involuntaria, muecas y gemidos).

6.3.2 PREVENCIÓN DEL DOLOR

- Usar un elevador o una sábana de transferencia para minimizar la fricción y / o el cizallamiento cuando se recoloque a un individuo, manteniendo la ropa de cama estirada y sin arrugas.
- Colocar al individuo sin que tenga contacto con la úlcera por presión en la

medida de lo posible (ver la sección de Superficies de apoyo y Reposicionamiento).
- Evitar las posturas que aumenten la presión, como la postura de Fowler mayor de 30° o 90° en decúbito lateral, o la postura de semi-recostado.
- Minimizar el dolor de la úlcera por presión tratando con cuidado todas las heridas; enjuagándolas sin frotarlas innecesariamente durante su limpieza; y protegiendo la piel circundante a la herida[45].

6.3.3 TRATAMIENTO GENERAL DEL DOLOR

- Organizar la administración de los cuidados para asegurar su coordinación con la administración de la medicación y que se produzca el mínimo de interrupciones posibles. Establecer las prioridades del tratamiento.
- Invitar a los individuos a que soliciten un descanso durante cualquier procedimiento que les provoque dolor.
- Reducir el dolor de las úlceras por presión manteniendo el lecho de la herida cubierto y húmedo mediante un apósito no adherente. (Nota: las escaras secas estables normalmente no están húmedas.)
- Utilizar apósitos que provoquen menos dolor y / o aquellos que normalmente requieran de menos cambios frecuentes (por ejemplo, hidrocoloides, hidrogeles, alginatos, espumas de membranas poliméricas, espuma, apósitos de silicona blanda, y apósitos impregnados de ibuprofeno [no disponibles en los EEUU]). Nota: los apósitos de gasa suelen causar dolor. Ver la sección de apósitos para más información.
- Para un individuo con dolor provocado por una úlcera por presión, puede resultar beneficioso oír música, la meditación, otras distracciones, mantener conversaciones, así como la contemplación de imágenes guiadas.
- Administrar regularmente la medicación para el dolor, siguiendo la dosis apropiada, para controlar el dolor crónico según la Escala de Dosificación de la Organización Mundial de la Salud[46].
- Promover el cambio de postura del paciente como un medio para reducir el dolor, siempre que se actúe de acuerdo con los deseos del individuo.

6.3.4 REDUCCIÓN DEL DOLOR EN EL DESBRIDAMIENTO

- Seguir las medidas adecuadas de control del dolor, incluyendo dosis adicionales en los momentos en que se manipule la herida, se la limpie, se cambien los apósitos, se desbride la herida, etc. (Ver las secciones sobre limpieza, apósitos, desbridamiento, etc. para recomendaciones específicas adicionales).
- Considerar el uso de opiáceos tópicos (diamorfina o benzidamina 3%) para reducir o eliminar el dolor de las úlceras por presión.
- Aplicar medicamentos tópicos siguiendo las indicaciones del fabricante para lograr que haga efecto antes de realizar tratamientos en la herida.

6.3.5 TRATAMIENTO DEL DOLOR CRÓNICO

- Tratar el dolor persistente (neuropático) de la úlcera por presión con un anestésico local o un adyuvante (antidepresivo o antiepiléptico), así como con estimulación transcutánea de los nervios, compresas templadas, o antidepresivos tricíclicos.
- Delegue al individuo con dolor crónico relacionado con una úlcera de presión a las unidades clínicas apropiadas sobre el dolor y / o heridas.

6.3.6 OTROS ASPECTOS A TENER EN CUENTA EN CUANTO AL DOLOR

- Proporcionar un tratamiento sistemático para el dolor de la úlcera por presión (ver la sección sobre Tratamiento del dolor).
- Si se respeta el plan de tratamiento, proporcionar opiáceos y 7 o drogas antiinflamatorias no esteroides 30 minutos antes de los cambios o procedimientos con las vendas, así como después.
- Proporcionar un tratamiento tópico local para el dolor de la úlcera:
    - Los apósitos impregnados de ibuprofeno pueden ayudar a reducir el dolor de la úlcera por presión en los adultos; sin embargo, éstas no se encuentran disponibles en todos los países.
    - Los preparados de lidocaína ayudan a reducir el dolor de la úlcera por presión.
    - El hidrogel de diamorfina constituye un tratamiento analgésico efectivo para las úlceras por presión abiertas en los entornos de cuidados paliativos.
    - Elegir apósitos de larga duración para reducir el dolor asociado a los cambios frecuentes de vendas.
    - Invitar a los individuos a solicitar un descanso durante un procedimiento que les cause dolor.
    - Para un individuo con dolor proveniente de una úlcera por presión resultan a veces beneficiosas las siguientes actividades: oír música, la relajación, los cambios posturales, la meditación, las imágenes guiadas, y la estimulación eléctrica de los nervios transcutáneos (TENS)[47].

7 COMPLICACIONES

7.1 Infección

Todas las úlceras por presión están contaminadas por bacterias, lo cual no significa que las lesiones estén infectadas. En la mayor parte de los casos, una limpieza y desbridamiento eficaz imposibilita que la colonización bacteriana progrese a infección clínica. El diagnóstico de la infección asociada a UPP debe ser fundamentalmente clínico.

La infección de una úlcera puede estar influenciada por factores propios del paciente y otros relacionados con la lesión. Ante la presencia de signos de infección local se debe intensificar la limpieza y el desbridamiento[48].

Son numerosas y variadas las complicaciones que se pueden desencadenar, las más frecuentes son:
- Bacteriemia y sepsis: Producida habitualmente por Staphylococcus aureus, bacilos gram-negativos o Bacterioides fragilis. Si los pacientes con UPP desarrollan signos clínicos de sepsis (fiebre, taquicardia, hipotensión, anorexia, desorientación, letargo), se precisa una atención médica urgente. En un paciente anciano puede que no se desarrollen todos los signos y síntomas de una septicemia, por lo que hay que estar alerta ante la aparición de alguno de estos síntomas.
- Celulitis: Es una infección que afecta a partes blandas profundas, de rápida extensión, causada generalmente por el Streptococcus pyogenes o Staphylococcus aureus. A nivel local el tejido de celulitis presenta eritema, dolor y calor local. Puede haber también linfangitis y afectación de los ganglios linfáticos. En casos graves de infección, pueden aparecer síntomas como vesículas, pústulas, ulceración y necrosis que afectan a la musculatura. El tratamiento de la celulitis requiere antibióticos, inmovilización y elevación de la parte afectada, aplicación de calor y de apósitos húmedos, así como una continua inspección de la evolución de los síntomas antes mencionados.
- Osteomielitis: Es una complicación infecciosa de algunas UPP que afecta al hueso subyacente de la lesión. La infección que puede ser causada por gran

número de microorganismos: Staphylococcus aureus, Staphylococcus epidermis, Streptococcus, Salmonella, Proteus y Pseudomonas[49].

Los criterios para identificar la infección en las UPP son:
- Aumento de la intensidad del dolor/cambio de la naturaleza del dolor.
- El eritema empieza a extenderse.
- El volumen de exudado aumenta.
- El olor se manifiesta o se hace nauseabundo.
- Los tejidos se hacen friables y sangran con facilidad.
- Tejidos hasta entonces viables se convierten en esfácelo.
- La herida deja de cicatrizar pese a las medidas terapéuticas oportunas.
- La presencia de celulitis es un signo de infección manifiesta[50].

Ante la presencia de signos de infección local deberá de intensificarse el desbridamiento y la limpieza, que se realizará cada 24 horas o si existe deterioro del apósito. Si existe presencia de mal olor y/o exudado abundante, aplicar apósito de Carbón activado. Una correcta limpieza de la úlcera minimiza los riesgos de colonización. No está indicada la realización de cultivos rutinarios en ausencia de signos de infección. No use el cultivo con torunda para diagnosticar la infección de la úlcera porque todas se colonizan con bacterias. Si es necesario el cultivo debe realizarse por aspiración o microbiopsia. No está indicada la utilización de antibioterápia en el tratamiento rutinario de las úlceras sin signos de infección e incluso existen evidencias que indican un mayor grado de infección en la utilización de esta práctica.

En caso de signos de infección local iniciar una pauta de dos semanas de antibióticos tópicos (Vermeulen H, 2007) en aquellas úlceras que no curan o continúan con exudación después de 2-4 semanas de tratamiento correcto.

El antibiótico debe ser efectivo frente a gram-negativos, gram-positivos y anaerobios como son la sulfadiazina argéntica o antibióticos triples. Los antibacterianos tópicos de elección son: Sulfadiazina argéntica, Gentamicina, Peróxido de benzoilo y Mupirocina. Solo Metronidazol tópico (gel al 0,75%) ha demostrado eficacia en la curación de las úlceras colonizadas por anaerobios. No usar antisépticos tópicos para reducir el nivel de bacterias de la herida (povidona yodada)[51].

Si se realiza cultivo, se recomienda la técnica de Aspiración percutánea:
- Desinfectar la piel perilesional.
- Realizar la punción a través de la piel íntegra del borde periulceral seleccionando el lado de la lesión con mayor presencia de tejido de granulación o ausencia de esfácelos.
- Realizar una punción-aspiración con la jeringa y aguja, manteniendo una inclinación aproximada de 45° y aproximándose al nivel de la pared de la lesión.
- En procesos no supurados, preparar la jeringa con 0,5 ml de suero fisiológico.

- Introducir el contenido en un medio para el transporte de gérmenes aerobios y anaerobios[52].

7.2 Malignización

La malignización de las úlceras es un proceso muy poco frecuente y que tiene lugar en úlceras de muy larga evolución (>20 años). En una revisión de los registros de Escandinavia se encontraron 33 casos entre 10.913 personas con úlceras venosas crónicas, bien en la úlcera inicial o en el lugar de recidiva. En la historia clínica del paciente se debe reflejar la presencia de antecedentes de cáncer de piel.

La presencia de nódulos irregulares en la úlcera o el rápido incremento en el tamaño de la úlcera son signos de malignidad y nos indican la necesidad de realización de una biopsia o de remisión al especialista para valoración[53].

7.3 Dermatitis

Se caracteriza por la presencia de eritema y descamación y frecuentemente se diagnostica como infección erróneamente. En el 50% de los casos se asocia con dermatitis alérgica de contacto. Existen evidencias que demuestran que la principal causa son los apósitos y los agentes químicos aplicados.

El tratamiento consiste en la aplicación de corticoides tópicos de mediana potencia. En caso de no mejoría se debe remitir al especialista para la realización de test de sensibilización[54].

Por la piel, el paciente pierde, además, proteínas y nutrientes de forma constante. Esto puede dar lugar a una malnutrición, lo que a su vez provocaría un atraso o paralización de la curación si la úlcera por decúbito se extiende mucho de la herida[55].

Junto a las complicaciones físicas, las úlceras también pueden desencadenar otras psicológicas: a causa de los dolores constantes y la sensación de estar muriendo en vida que produce la úlcera por decúbito, sobre todo cuando está infectada e huele, el paciente puede sufrir miedo, depresión y una fuerte apatía[56].

8 CUIDADOS

El Plan de Cuidados de Enfermería es un instrumento para documentar y comunicar la situación del paciente/cliente, los resultados que se esperan, las estrategias, indicaciones, intervenciones y la evaluación de todo ello. Comunica el estado de salud pasado y presente del paciente y sus necesidades actuales a todos los miembros del equipo de atención a la salud relacionados con la asistencia. Identifica los problemas resueltos y los que quedan por resolver, puede informar de los tratamientos que han resultado ser eficaces y registra los patrones de respuesta del paciente a las intervenciones. Existen diferentes tipos de planes de cuidados, entre ellos destacan los siguientes:

- **Individualizado**. Permite documentar los problemas del paciente, los objetivos del plan de cuidados y las acciones de enfermería para un paciente concreto. Se tarda más tiempo en elaborar.

- **Estandarizado**. Según Mayers (1983), es un protocolo específico de cuidados, apropiado para aquellos pacientes que padecen los problemas normales o previsibles relacionados con el diagnóstico concreto o una enfermedad".

- **Estandarizado con modificaciones**. Permite la individualización al dejar abiertas opciones en los problemas del paciente, los objetivos del plan de cuidados y las acciones de enfermería[57].

- **Computarizado**. Requieren la captura previa en un sistema informático de los diferentes tipos de planes de cuidados estandarizados, son útiles si permiten la individualización a un paciente concreto.

- **Plan de cuidados Bifocal**. En 1983, Carpenito presentó un modelo para la práctica que describe la perspectiva clínica de las enfermeras. El modelo bifocal de enfermería de práctica clínica identifica las situaciones clínicas en las que intervienen las enfermeras: como asistente primario y en colaboración con otras disciplinas. Está compuesto por un Diagnóstico de enfermería y un problema interdependiente, que en forma conjunta abordan un mismo problema que será resuelto con intervenciones independientes e interdependientes.

En términos legales, el plan de cuidados documenta la asistencia al paciente con fines legales, de responsabilidad y de mejora de la calidad. También ofrece un mecanismo para asegurar la continuidad de los cuidados cuando el paciente abandona un centro asistencial mientras aun precisa apoyo[58]. La tendencia universal en la Atención de Enfermería es realizarla a través de los Planes de Cuidado, con el objeto de unificar los criterios de atención y procurar el máximo de calidad de la misma.

De esa manera, no solo se garantiza la calidad en la atención, sino que a la vez se puede cuantificar tanto los tiempos de atención como los costos que estos suponen[59]. Dada la dificultad que entrañaría la realización de Planes de Cuidados individualizados, en la práctica se realizan de forma estandarizada. Así, cada Proceso de Atención de Enfermería debe de estar asociado a un GDR (Grupos Relacionados por el Diagnóstico) al objeto de establecer las mismas actividades enfermeras derivadas de los Diagnósticos establecidos. Los Grupos Relacionados por el Diagnóstico constituyen un sistema de clasificación de pacientes que permite relacionar los distintos tipos de pacientes tratados en un hospital (es decir, sus casos) con el costo (consumo de recursos) que representa su asistencia.

El Plan de Cuidados de Enfermería es, el instrumento que dirige, en forma ordenada y continua las actividades de enfermería hacia metas u objetivos establecidos específicamente para realizar con un individuo. El personal no profesional de enfermería puede contribuir en la aplicación del plan, pero es la enfermera quien lo elabora, lo interpreta, coordina y delega actividades y lo evalúa[60].

Se expone a continuación el plan de cuidados estandarizado del paciente con úlceras por presión o riesgo de desarrollarlas, entendido como protocolo específico de cuidados, apropiado para aquellos pacientes que padecen los problemas normales o previsibles relacionados con un diagnostico o problema de salud en este caso las úlceras por presión[61].

8.1 Problemas potenciales:

- **NANDA 00047 Riesgo de deterioro de la integridad cutánea**

"Riesgo de que la piel se vea negativamente afectada"
Relacionado con:

- Humedad.
- Inmovilización física.
- Alteración de la sensibilidad.
- Estado nutricional, estado metabólico.
- Extremos de edad.
- Factores mecánicos (presión, fuerzas de cizallamiento).
- Medicación.
- Secreciones, excreciones y sustancias químicas.
- Prominencias óseas.

• **NOC 1101**. Integridad tisular: piel y membranas mucosas

"Indemnidad estructural y función fisiológica normal de la piel y de las membranas mucosas"
- 110110 Ausencia de lesión tisular.
- 110113 Piel intacta.

• **NIC 3500**. Manejo de presiones
"Minimizar la presión sobre las partes corporales"

• **NIC 3540**. Prevención de las úlceras por presión
"Prevención de la formación de úlceras por presión en un paciente con alto riesgo de desarrollarlas"

• **NIC 3590**. Vigilancia de la piel
"Recogida y análisis de datos del paciente con el propósito de mantener la integridad de la piel y de las membranas mucosas"

Las actividades de las distintas intervenciones se desarrollan en los apartados siguientes del protocolo:

- Manejo de la presión.
- Medidas de prevención.
- Valoración de riesgo.
- Cuidados específicos de la prevención.[62].

• **NANDA 00004 Riesgo de infección**

"Aumento de riesgo de ser invadido por microorganismos patógenos"
Relacionados con:

- Procedimientos invasivos.
- Destrucción tisular y aumento de la exposición ambiental.
- Conocimientos insuficientes para evitar la exposición a los agentes patógenos.
- Desnutrición.
- Alteración de las defensas primarias (rotura de piel, traumatismo de los

tejidos).

• **NOC 0703**. Estado infeccioso
"Presencia y grado de infección"
- 070303 Supuración fétida
- 070323 Colonización del cultivo de la herida
-

• **NIC 6550**. Protección frente a las infecciones
"Prevención y detección precoz de la infección en paciente con riesgo"
• **NIC 3250**. Cuidados de las úlceras por presión
"Facilitar la cura de la úlcera por presión"
Las actividades de las distintas intervenciones se encuentran desarrolladas en los siguientes apartados del protocolo:

- Manejo de la colonización bacteriana de las UPP.
- Medidas de tratamiento de las UPP. [63]

8.2 Problemas reales

• **NANDA 00046 Deterioro de la integridad cutáneas**

"Alteración de la epidermis, dermis, o ambas"
Características definitorias:
  • Destrucción de las capas de la piel (dermis).
  • Alteración de la superficie de la piel (epidermis).
Relacionado con:

  • Inmovilidad física.
  • Hipertermia, hipotermia.
  • Humedad.
  • Medicamentos.
  • Alteración del estado metabólico, de la circulación.
  • Déficit inmunológico.
  • Prominencias óseas.
  • Alteración estado nutricional.
  • Factores mecánicos (fuerzas de cizalla, presión, sujeciones).

• **NOC 1103** Curación de la herida por segunda intención
"Magnitud a la que las células y los tejidos de una herida se regeneran"
  • 110302 Epitelización.
  • 110318 Resolución del tamaño de una herida.

• **NOC 1101** Integridad tisular: piel y membranas mucosas

"Indemnidad estructural y función fisiológica normal de la piel y de las membranas mucosas"

• 110110 Ausencia de lesión tisular.
• 110113 Piel intacta.

• **NIC 3250** Cuidados de las úlceras por presión

"Facilitar la curación de las úlceras por presión"

• **NIC 3500** Manejo de presiones

"Minimizar la presión sobre las partes corporales"

• **NIC 3540** Prevención de las úlceras por presión

"Prevención de la formación de úlceras por presión en un paciente con alto riesgo de desarrollarla".

Las actividades de las distintas intervenciones se hallan desarrolladas en los apartados siguientes del protocolo:

- Medidas de tratamiento.
- Cuidados de las úlceras.
- Alivio de presión.
- Medidas de prevención. [64]

• **NANDA 00044 Deterioro de la integridad tisular**

"Lesión de las membranas mucosa o corneal, integumentaria o de tejidos subcutáneos"

Relacionado con:

• Mecánicos (presión, cizalla, fricción…).
• Déficit o exceso nutricional.
• Agentes térmicos (extremos de temperatura).
• Déficit de conocimientos.
• Productos irritantes, químicos (incluyendo las secreciones y excreciones corporales y los medicamentos).
• Deterioro de la movilidad física.
• Alteración de la circulación.
• Déficit o exceso de líquidos.

• **NOC 1101**. Integridad tisular: piel y membranas mucosas

"Indemnidad estructural y función fisiológica normal de la piel y de las membranas mucosas".

• 110110 Ausencia de lesión tisular.

- 110113 Piel intacta.

- **NOC 1103** Curación de la herida por segunda intención
"Magnitud a la que las células y los tejidos de una herida se regeneran"
    - 110302 Epitelización.
    - 110318 Resolución del tamaño de una herida.

- **NIC 3250** Cuidados de las úlceras por presión
"Facilitar la curación de las úlceras por presión"
    - **NIC 3500** Manejo de presiones
"Minimizar la presión sobre las partes corporales"
    - **NIC 3540** Prevención de las úlceras por presión
"Prevención de la formación de úlceras por presión en un paciente con alto riesgo de desarrollarla"

Las actividades de las distintas intervenciones se hallan desarrolladas en los siguientes apartados del protocolo:

- Cuidados de las úlceras.
- Alivio de la presión.
- Medidas de prevención. [65]

- **NANDA 00132 Dolor agudo**

"Experiencia sensitiva y emocional desagradable ocasionada por una lesión tisular real o potencial o descrita en tales términos; inicio súbito o lento de cualquier intensidad de leve a severa con un final anticipado o previsible y una duración inferior a 6 meses"

Relacionado con:

- Agentes lesivos (biológicos, químicos, físicos, psicológicos)

Manifestado por:
- Informe verbal o codificado (escala de dolor).
- Observación de evidencias.
- Alteración del tono muscular.
- Respuestas autónomas (diaforesis, cambio de presión arterial, respiración, pulso, dilatación pupilar).
- Conducta expresiva (agitación, gemidos, llanto, irritabilidad…).

- **NOC 2102** Nivel de dolor "Intensidad de dolor referido o manifestado"
    - 210201 Dolor referido.
    - 210206 Expresiones faciales de dolor.

- **NIC 1400** Manejo del dolor

"Alivio del dolor o disminución del dolor a un nivel de tolerancia que sea aceptable para el paciente"

- **NIC 2210** Administración de analgésicos

"Utilización de agentes farmacológicos para disminuir o eliminar el dolor"

Las actividades de las distintas intervenciones se desarrollan en el apartado del protocolo[66].

- Manejo del dolor.

9 RESUMEN

La piel es el órgano más amplio y externo del cuerpo y, por ello, tiene anexo cumplir con una gran variedad de funciones. La estructura cutánea consta de tres capas superpuestas, que de fuera a dentro son: epidermis, dermis e hipodermis. La cicatrización de las heridas es un proceso fisiológico de alta complejidad que está orientado a recuperar la integridad del tejido dañado, permitiendo su regeneración y restaurando sus funciones. Pero este proceso depende de diversos factores, tanto intrínsecos como extrínsecos, los cuales son fácilmente alterables, por lo que resulta fundamental comprender el comportamiento de la piel ante una lesión y cuáles son los mecanismos que se alteran cuando se instaura una lesión crónica, como es el caso de las úlceras por presión.

Las úlceras por presión son lesiones de origen isquémico que afecta a la piel y los tejidos subyacentes, con pérdida de sustancia cutánea producida por la presión prolongada entre dos superficies duras. Suponen un problema de gran envergadura en el sistema sanitario actual, estando presente sobre todo en pacientes de edad avanzada con dificultad de movimiento y en pacientes que, por diversos motivos, pasan grandes periodos de tiempo encamados.

En España, las UPP constituyen todavía una complicación frecuente, tanto en pacientes hospitalizados como en aquellos que reciben cuidados domiciliarios o están institucionalizados en centros socio-sanitarios. Este hecho tiene un impacto negativo sobre la salud y la calidad de vida de los pacientes y sus familiares, afectando seriamente su autoestima y debilitando el bienestar sociofamiliar.

Aun partiendo de una abundante información sobre las úlceras por presión en la literatura científica, hoy día sigue siendo una de las lesiones más frecuentes y complicadas de tratar en el medio hospitalario, y sobre la cual se sigue investigando.

La actuación de enfermería es esencial en la prevención y tratamiento de las UPP, ya que la mayoría de las úlceras por presión son evitables aplicando los cuidados adecuados y realizando la valoración correcta y adecuada en el tiempo. El manejo adecuado de las úlceras por presión constituye un indicador de calidad asistencial.

El tratamiento y la recuperación de este tipo de lesiones es largo y costoso, por lo que la prevención constituye el primer eslabón y el más importante para hacer frente a este problema de salud.

10 BIBLIOGRAFÍA

1 Arenas, R. atlas Dermatología, diagnóstico y Tratamiento. D.F. México: Mc Graw Hill, 3º edición. 2005; pp 1-7.

2 Cordero, A. biología de la piel. Estructura t funciones. Buenos aires, Argentina, edit. Panamericana. 1997.

3 Guarín corredor C, Quiroga Santamaría P, Landinez Parra NS. Proceso de cicatrización de heridas de piel, campos endógenos y su relación con las heridas crónicas. Rev. Fac. Med. 2013 Vol.61 No.4:441-448.

4 Fundació Dr. Jordi Mas. Ethicon Wound Closure Manual. Revisió realitzada en 2008. Disponible en:
http://www.fundacion-dr-jordi-mas.org

5 Guía de práctica clínica para el cuidado de personas con úlceras por presión o riesgo de padecerlas. Generalitat Valenciana. Conselleria de sanitat. 2012.

6 Manuales FUDEN para la preparación del examen EIR. Enfermería médico-quirúrgica II: cuidados y procedimientos. 7ª edición. 2015.

7 Soldevilla Agreda JJ, Torra i Bou JE, Verdú Soriano J, López Casanova P. 3er Estudio Nacional de Prevalencia de Úlceras por Presión en España, 2009: Epidemiología y variables definitorias de las lesiones y pacientes. Gerokomos. 2011;22(2):77-90.

8 Pancorbo hidalgo. PL, García Fernández. FP, Torra i bou. JE, Verdú soriano. J, Soldevilla Agreda. JJ. Epidemiología de las úlceras por Presión en España en 2013: 4º Estadio Nacional de Prevalencia. Gerokomos. 2014;25(4): 162-170.

9 Hopkins A, Dealey C, Bale S, Defl oor T, Worboys F. Patient stories of living with a pres- sure ulcer. J Adv Nurs. 2006;56(4):345-53.

10 Spilsbury K, Nelson A, Cullum N, Iglesias C, Nixon J, Mason S. Pressure ulcers and their treatment and effects on quality of life: hospital inpatient perspectives. J Adv Nurs. 2007;57(5):494-504.

11 Prado A, Andrades P, Benitez S. Úlceras por Presión. In: Cirugía Plástica Esencial. Andrades P, Sepúlveda S (Eds). Universidad de Chile, Santiago, 2005, Cap.7, pp 111-126.

12 National Pressure Ulcer Advisory Panel, European Pressure Ulcer Advisory Panel and Pan Pacific Pressure Injury Alliance. Prevention and Treatment of Pressure Ulcer: Clinical Practice Guideline. Emily Haesler (Ed.) Cambridge Media. Perth, Australia; 2014.

13 Verdú Soriano J. Epidemiología, Prevención y Tratamiento de las Úlceras por Presión. Tesis doctoral. Alicante. Universidad de Alicante; 2005.

14 García Fernández, FP; Soldevilla-Ágreda, JJ; Pancorbo-Hidalgo, PL; Verdú Soriano J; López-Casanova, P; Rodríguez Palma M. Clasificación-categorización de las lesiones relacionadas con la dependencia. Serie Documentos Técnicos GNEAUPP n°II. Grupo Nacional para el Estudio y Asesoramiento en Úlceras por Presión y Heridas Crónicas. Logroño. 2014.

15 Hernández Vidal, PA; Fernández Marín, C; Clement Imbernón, J; Moñinos Giner, MR; Pérez Baldo, A. Úlceras por presión y heridas crónicas. Valencia, 2008.

16 Blasco Gil S. Guía clínica para la prevención y el tratamiento de las úlceras por presión. Aragón, 2007.

17 National Institute for Clinical Excellence. NICE. Pressure Ulcer risk and prevention. National Institute for Clinical Excellence. NICE. NHS,2001.

18 Papanikolaou P, Lyne P, Anthony D. Risk assessment scales for pressure ulcers: a methodological review. Int J Nurs Stud 2007; 44 (2): 285-96.

19 Soldevilla J, Torra J. Atención integral a las heridas crónicas. Madrid: SPA S.L;2004.

20 Pérez Álvarez A, Tomas Vidal A, Alonso Zulueta B, Matamala Massanet C, Santamaría Semis J, Cardona Rosello J, Massot Cofre J. Et al Prevención y tratamiento de las úlceras por presión, Govern de les Illes Balears. Conselleria de Salut y Consum 2007.

21 Grupo Nacional para el Estudio y Asesoramiento en Úlceras por Presión Y Heridas Crónicas (GNEAUPP). Directrices Generales sobre Prevención de las

Úlceras por Presión. Logroño: GNEAUPP, 2003.

22 Arantón L, Capillas R, Fornés B, Palomar F, Ruiz A. Gestión de los cuidados enfermeros en úlceras y heridas. Ediciones DAE, 2009.

23 Rumbo Prieto, J Mª; Arantón Areosa L, Romero Martín M, García Collado F, Ramírez Pizarro A. Sucesos adversos relacionados con las úlceras por presión: ¿Un problema evitable? Rev. Enfermería dermatológica 2010.

24 Martos García, Raúl. Fundamentos de la educación para la salud y la atención primaria. Ed. Junio 2007. Editorial CEP.

25 Pancorbo-Hidalgo, PL; García-Fernández, FP; Soldevilla-Ágreda, JJ; Blasco García, C. Escalas e instrumentos de valoración del riesgo de desarrollar úlceras por presión por Presión. Serie Documentos Técnicos GNEAUPP nº 11. Grupo Nacional para el Estudio y Asesoramiento en Úlceras por Presión y Heridas Crónicas. Logroño. 2009. Disponible en: http://gneaupp.info/wp-content/uploads/2014/12/19_pdf.pdf

26 Pancorbo-Hidalgo, PL; García-Fernández, FP; Soldevilla-Ágreda, JJ; Martínez-Cuervo, F. Valoración del riesgo de desarrollar úlceras por presión: uso clínico en Espala y metaanálisis de la efectividad de las escalas. Gerokomos. 2008; 19 (2). Disponible en: http://scielo.isciii.es/scielo.php?script=sci_arttext&pid=S1134-928X2008000200005

27 Página web del Servicio Andaluz de Salud. Consejería de Salud. Escala de riesgo de UPP- NORTON. Disponible en:
http://www.juntadeandalucia.es/servicioandaluzdesalud/contenidos/gestioncalidad/CuestEnf/PT2_RiesgoUPP_NORTON.pdf

28 Pagina web del Servicio Andaluz de Salud. Consejería de Salud. Escala del riesgo de UPP- BRADEN. Disponible en:
http://www.hvn.es/enfermeria/ficheros/braden.pdf

29 Página web del Servicio Andaluz de Salud. Consejería de Salud. Escala de riesgo de UPP-EMINA. Disponible en:
http://www.hvn.es/enfermeria/ficheros/emina.pdf

30 Blanco López, JL. Definición y clasificación de las úlceras por presión. El Peu. 2003; 23 (4): 194-198. Disponible en:
http://diposit.ub.edu/dspace/bitstream/2445/26068/1/545034.pdf

31 Dirección Enfermera. Hospital Universitario Ramón y Cajal. Protocolos de Cuidados. Úlceras por Presión. 2005. 5-12. Disponible en:
http://www.madrid.org/cs/Satellite?blobcol=urldata&blobheader=application%2F

pdf&blobkey=id&blobtable=MungoBlobs&blobwhere=1202756185545&ssbinary=true

32 Grupo de trabajo de úlceras por presión (UPP) de la Rioja. Guía para la prevención, diagnóstico y tratamiento de las úlceras por presión. Logroño. Consejería de Salud de La Rioja; 2009. Disponible en: http://gneaupp-1fb3.kxcdn.com/wp-content/uploads/2014/12/prevencion-diagnostico-y-tratamiento-de-las-ulceras-por-presion.pdf

33 Restrepo-Medrano J; Verdú J. Medida de la cicatrización en úlceras por presión. ¿Con qué contamos? Gerokomos. 2001. 22 (1). Disponible en: http://scielo.isciii.es/scielo.php?script=sci_arttext&pid=S1134-928X2011000100006

34 Nieto- Carrillero R; Carrillero López C; Guija Rubio R, Serrano-Navalón M; Alarcón-Zamora J; Agustin F; García Morote T. Protocolo de Úlceras por presión en UCI del Complejo Hospitalario Universitario de Albacete. 2012. Disponible en: http://www.chospab.es/publicaciones/protocolosEnfermeria/documentos/8f171815f3aecb1f146a05178f7f3f78.pdf

35 Serie Documentos Técnicos GNEAUPP n° 7. Grupo Nacional para el Estudio y Asesoramiento en Úlceras por Presión y Heridas Crónicas. Logroño. Disponible en: http://gneaupp-1fb3.kxcdn.com/wp-content/uploads/2014/12/instrumento-para-la-monitorizacion-de-la-evolucion-de-una-ulcera-por-presion.pdf

36 Blanco-Zapata, RM; López- García E; Quesada-Ramos C; García-Rodríguez MR. Guía de recomendaciones basadas en la evidencia en prevención y tratamiento de las úlceras por presión en adultos. 2015. Disponible en: http://gneaupp-1fb3.kxcdn.com/wp-content/uploads/2015/12/en_la_evidencia_en_Pr_X_evenciXXnXyXtratamientoXdeXlasXXXlcerasXporXpresiXXnXenXadultos.pdf

37 Pérez-Álvarez A, Tomás-Vidal AM, Alonso Zulueta B, Matamalas- Massanet C, Santamaría- Semís J, Cardona Roselló J et al. Prevención y tratamiento de las úlceras por presión. Conselleria de Salut i Consum. Servei de Salut. 2007. Disponible en: http://gneaupp-1fb3.kxcdn.com/wp-content/uploads/2014/12/Prevencion-y-tratamiento-de-las-ulceras-por-presion.pdf

38 Gottrup F, Jorgensen B, Karlsmark T, Sibbald RG, Rimdeika R, Harding K, et al. Reducing wound pain in venous leg ulcers with Biatain Ibu: a randomized, controlled double-blind clinical investigation on the performance and safety. Wound Repair Regen. 2008; 16:615–25.

39 Woo KY, Sibbald RG, Glynn C, Krasner D, Leaper D, O ̈sterbrink J, et al. Assessment and management of persistent (chronic) and total wound pain. Int Wound J. 2008; 5:205–15.

40 Wilson AB. Quality of life and leg ulceration from the patient's perspective. Br J Nurs. 2004; 13:17–20.

41 Gago M, García RF. Cuidados de la piel perilesional. Madrid: Fundación 3M; 2007.

42 Price P, Fogh K, Glynn C. Managing painful chronic wounds: The Wound Pain Management Model. Int Wound J. 2007;4: 4–15.

43 Wales S. A world of pain. Nurs Stand. 2006; 20:24–5.

44 Aranda JM, Castro MV, Galindo A, Ledo MJ, Martínez F, Moreno-Guarín A, et al. El dolor en las heridas crónicas ¿recibe la atención que se merece? Rev ROL Enferm. 2007;30: 6–7.

45 European Pressure Ulcer Advisory Panel and National Pressure Ulcer Advisory Panel. Prevention and treatment of pressure ulcers: quick reference guide. Washington DC: National Pressure Ulcer Advisory Panel; 2009.

46 Cullum N, McInnes E, Bell-Syer SE, Legood R, Cullum N, McInnes E, et al. Support surfaces for pressure ulcer prevention. [see comment][update of Cochrane Database Syst Rev. 2000;(2):CD001735; PMID: 10796662]. [Review] [101 refs]. Cochrane Database of Systematic Reviews. 2004;(3):CD001735.

47 Royal College of Nursing and National Institute for Health and Clinical Excellence. The management of pressure ulcers in primary and secondary care A Clinical Practice Guideline. London: Royal College of Nursing; 2005.

48 Barker AL, Kamar J, Tyndall TJ, White L, Hutchinson A, Klopfer N, Weller C. Implementation of pressure ulcer prevention best practice recommendations in acute care: an observational study. Int Wound J. 2012. doi: 10.1111/j.1742481X.2012.00979.x.

49 Bergstrom N, Braden B, Champagne M, Kemp M, Ruby E. Predicting pressure ulcer risk: a multisite study of the predictive validity of the Braden Scale. Nurs Res. 1998; 47(5):261-269.

50 García Fernández FP, Carrascosa García MI, Bellido Vallejo JC, Rodríguez Torres MC, Casa Maldonado F, Laguna Parras JM, et al. Guía para el manejo de: Riesgo de deterioro de la integridad cutánea, Deterioro de la integridad cutánea, Deterioro de la integridad tisular, relacionado con las úlceras por presión [Internet]. Procedimiento.- Úlcera por presión (UPP): vigilancia de la piel en pacientes de riesgo (Código H-UP.02). Evidentia 2005 sept; 2(supl).ISSN: 1697-638X. [acceso 30/06/2011]. Disponible en: http://www.indexf.com/evidentia/2005supl/164articulo.php

51 Grupo Nacional para el Estudio y Asesoramiento en Úlceras por Presión y Heridas Crónicas (GNEAUPP). Clasificación-Estadiaje de las Úlceras por Presión. Logroño; 2003.

52 Joanna Briggs Institute. Úlceras por presión. Manejo de las lesiones por presión. Best Practice. 2008;12(3):1-6.

53 Arcos Díaz-Fuentes M, Barbero López M, Díaz Pizarro JM, García García J, Jiménez Jiménez MC. Protocolo de actuación en úlceras por presión [Internet]. Excelm Enferm [en línea]. 2006;3(14). [consulta 30/06/2011]. Disponible en: http://www.ee.isics.es Texto completo

54 Centro para la Difusión de la Investigación (RDC). Tratamiento de las úlceras por presión. Ciudad de Iowa. Centro de Investigación de las Intervenciones Gerontológicas de enfermería de la Universidad de Iowa; 1997. Revisado en agosto 2002.

55 Guía Práctica para la elaboración de un Protocolo de Úlceras por Presión. Convatec; 1998; Grupo Bristol-Myers Squibb. Barcelona.

56 Protocolo de asistencia de úlceras por presión en Atención Primaria; M. Rodríguez Torrente; G. Gabás Gallego; F. J Olivera Pueyo; 1998; FOMECO, vol 6 nº2: 89-100.

57 Carpenito, LAJ. Planes de cuidados y documentación clínica en enfermería: diagnósticos enfermeros y problemas de colaboración. 20 ed. Madrid: McGraw-hill Interamericana 2005

58 Carpenito, L.J. Diagnósticos de enfermería: Aplicaciones a la práctica clínica. España 1 Oed. NtGraw-hill Interamericana.; 2002.

59 Pérez MT, Sánchez S, Franco M. Aplicación del proceso de enfermería en la práctica hospitalaria y comunitaria en instituciones del Distrito Federal Rev Enf IMSS2006.

60 Muñoz G, Vázquez Ch. Actualización en enfermería. Planes de cuidado. RevEnf [Seriada en línea] citado 2010 dic 12); 12(3) Disponible en: http•]/www.enfermeria-actual.contenidos/p anesdecuidado .htms\p

61 NANDA internacional. Diagnósticos enfermeros. Definiciones y Clasificación. 2005-2006. Elsevier. Madrid. 2005

62 Manual de prevención de cura de úlceras cutáneas. -Complejo Hospitalario

Universitario de Albacete.

63 Úlceras por presión en el paciente crítico: Francisco Pedro García Fernández Pedro Luis Pancorbo Hidalgo Joan Enric Torra i Bou

64 Resumen de ponencias y comunicaciones VIII Simposio. Nacional Gneaupp.

65 Alós-Moner Vila M., Añón Vera JL., Aragón Sánchez FJ., Arboix i Perejano M., Balleste Torralba J., Blanco Blanco J. et al. Atención integral de las heridas crónicas. Madrid 2004.

66 Prevención de Úlceras por Presión: NPUAP (www.npuap.org). La Guía de Referencia Rápida EPUAP (www.epuap.org).

EDITOR: *Diego Molina Ruiz*

11 ANEXOS

EDITOR: *Diego Molina Ruiz*

ANEXO 1: Escala MNA (Mini Nutritional Assessment)

1. Índice de masa corporal:
a) IMC < 19 = 0 puntos
b) IMC 19 a < 21 = 1 punto
c) IMC 21 a < 23 = 2 puntos
d) IMC > 23 = 3 puntos

2. Circunferencia antebrazo (cm) (CA):
a) CA < 21 = 0 puntos
b) CA 21 a 23 = 0,5 puntos
c) CA > 22 = 3 puntos

3. Circunferencia de la pantorrilla (cm) (CP):
a) CP < 31 = 0 puntos
b) CP > 31 = 1 punto

4. Pérdida de peso durante los últimos 3 meses:
a) Pérdida de peso mayor de 3 kg = 0 puntos
b) No sabe = 1 punto
c) Pérdida de peso entre 1 y 3 kg = 2 puntos
d) Sin pérdida de peso = 3 puntos

Valoración global

5. Vive independiente (no en residencia u hospital):
a) No = 0 puntos
b) Sí = 1 punto

6. Toma más de tres medicamentos al día:
a) Sí = 0 puntos
b) No = 1 punto

7. Ha sufrido un estrés psicológico o una enfermedad:
a) Sí = 0 puntos
b) No = 1 punto

8. Movilidad:
a) Tiene que estar en la cama o en una silla = 0 puntos
b) Capaz de levantarse de la cama o silla pero no de salir = 1 punto
c) Puede salir = 2 puntos

9. Problemas neuropsicológicos:
a) Demencia o depresión grave = 0 puntos
b) Demencia leve = 1 punto
c) Sin problemas psicológicos = 2 puntos

10. Úlceras en la piel o por presión:
a) Sí = 0 puntos
b) No = 1 punto

11. ¿Cuántas comidas completas toma el paciente al día?:
a) 1 comida = 0 puntos
b) 2 comidas = 1 punto
c) 3 comidas = 3 puntos

12. Indicadores seleccionados de la ingesta de proteínas:
¿Al menos un servicio de productos lácteos (leche, queso, yogur) al día? Sí No
¿Dos o más servicios de legumbres o huevos a la semana?
Sí No

¿Carne, pescado o pollo cada día?
Sí 0 o 1 si = 0 puntos
Sí 2 sí = 0,5 puntos
Sí 3 sí = 1 punto

13. ¿Consume dos o más derivados de frutas o verduras al día?:
a) No = 0 puntos
b) Sí = 1 punto

14. ¿Ha reducido el consumo alimenticio durante los últimos 3 meses debido a la falta de apetito, problemas digestivos o dificultades al masticar o tragar?:
a) Gran falta de apetito = 0 puntos
b) Falta de apetito moderada = 1 punto
c) Sin falta de apetito = 2 puntos

15. ¿Cuánto líquido (agua, zumo, café, té, leche...) consume diariamente? (1 taza = 1/4 de litro):
a) Menos de 3 tazas = 0 puntos
b) De 3 a 5 tazas = 0,5 puntos
c) Más de 5 tazas = 1 punto

16. Manera de alimentarse:
a) Incapaz de comer sin ayuda = 0 puntos
b) Se autoalimenta con dificultad = 1 punto
c) Se autoalimenta sin ningún problema = 2 puntos

17. ¿Creen que tiene problemas nutricionales?:
a) Desnutrición importante = 0 puntos
b) No sabe o desnutrición moderada = 1 punto
c) Sin problemas nutricionales = 2 puntos

18. Comparándose con gente de su misma edad, ¿cómo consideran su estado de salud?:
a) No tan bueno = 0 puntos
b) No sabe = 0,5 puntos
c) Igual de bueno = 1 punto
d) Mejor = 2 puntos

Valoración:

- \> 24 puntos Bien nutrido
- de 17 a 23,5 puntos a riesgo de desnutrición
- < 17 puntos desnutrido

Fuente: Guigoz Y Vellas B, Garry PJ. Mini Nutritional Assesment: a practical assesment tool for grading the nutricional state of elderly patienst. Facts Res Gerontol. 1994; 12 (supl 2): 15-19.

ANEXO 2: ESCALA DE NORTON

Puntos	1	2	3	4
Estado físico general	Muy malo	Pobre	Mediano	Bueno
Incontinencia	Urinaria y fecal	Urinaria o fecal	Ocasional	Ninguna
Estado mental	Estuporoso y/o comatoso	Confuso	Apático	Alerta
Actividad	Encamado	Sentado	Camina con ayuda	Ambulante
Movilidad	Inmóvil	Muy limitada	Disminuida	Total

Fuente: Test de valoración del riesgo de UPP- NORTON. Consejería de Salud. Servicios Andaluz de Salud.

EDITOR: *Diego Molina Ruiz*

ANEXO 3: ESCALA DE BRADEN

Puntos	1	2	3	4
Percepción sensorial	Completamente limitada	Muy limitada	Levemente limitada	No alterada
Humedad	Constantemente húmeda	Muy húmeda	Ocasionalmente húmeda	Raramente húmeda
Actividad	En cama	En silla	Camina ocasionalmente	Camina con frecuencia
Movilidad	Completamente inmóvil	Muy limitada	Ligeramente limitada	Sin limitaciones
Nutrición	Muy pobre	Probablemente inadecuada	Adecuada	Excelente
Fricción y deslizamiento	Es un problema	Es un problema potencial	Sin problema aparente	-------

Fuente: Test de valoración del riesgo de UPP- BRADEN. Consejería de Salud. Servicios Andaluz de Salud.

EDITOR: *Diego Molina Ruiz*

Guía 11: ÚLCERAS POR PRESIÓN

ANEXO 4: ESCALA EMINA

	Estado mental	Movilidad	Humedad R/C Incontinencia	Nutrición	Actividad
0	**Orientado** Paciente orientado y consciente	**Completa** Autonomía completa para cambiar de posición en la cama o en la silla	**No** Tiene control de esfínteres o lleva sonda vesical permanente, o no tiene control de esfínter anal pero no ha defecado en 24 horas	**Correcta** Toma la dieta completa, nutrición enteral o parenteral adecuada. Puede estar en ayunas hasta 3 días por prueba diagnóstica, intervención quirúrgica o con dieta sin aporte proteico. Albúmina y proteínas con valores iguales o superiores a los estándares de laboratorio	**Deambula** Autonomía completa para caminar
1	**Desorientado o apático o pasivo** Apático o pasivo o desorientado en el tiempo y en el espacio. (Capaz de responder a órdenes sencillas)	**Ligeramente limitada** Puede necesitar ayuda para cambiar de posición o reposo absoluto por prescripción médica	**Urinaria o fecal ocasional** Tiene incontinencia urinaria o fecal ocasional, o lleva colector urinario o cateterismo intermitente, o tratamiento evacuador controlado	**Ocasionalmente incompleta** Ocasionalmente deja parte de la dieta (platos proteicos). Albúmina y proteínas con valores iguales o superiores a los estándares de laboratorio.	**Deambula con ayuda** Deambula con ayuda ocasional (bastones, muletas, soporte humano, etc.)
2	**Letárgico o hipercinético** Letárgico (no responde órdenes) o hipercinético por agresividad o irritabilidad	**Limitación Importante** Siempre necesita ayuda para cambiar de posición	**Urinaria o fecal habitual** Tiene incontinencia urinaria o fecal, o tratamiento evacuador no controlado	**Incompleta** Diariamente deja parte de la dieta (platos proteicos). Albúmina y proteínas con valores iguales o superiores a los estándares de laboratorio.	**Siempre precisa ayuda** Deambula siempre con ayuda (bastones, soporte humano, etc.)
3	**Comatoso** Inconsciente. No responde a ningún estímulo. Puede ser un paciente sedado	**Inmóvil** No se mueve en la cama ni en la silla	**Urinaria y fecal** Tiene ambas incontinencias o incontinencia fecal con deposiciones diarreicas frecuentes	**No ingesta** Oral, ni enteral, ni parenteral superior a 3 días y/o desnutrición previa. Albúmina y proteínas con valores inferiores a los estándares de laboratorio	**No deambula** Paciente que no deambula. Reposo absoluto

Fuente: Test de valoración del riesgo de UPP- EMINA. Consejería de Salud. Servicios Andaluz de Salud.

EDITOR: *Diego Molina Ruiz*

ANEXO 5: ESCALA DE PUSH

							Día:
Longitud x anchura	0 0 cm²	1 <0,3 cm²	2 0.3 – 0.6 cm²	3 0-7 – 1 cm²	4 1.1 – 2.0 cm²	5 2.1 -3.0 cm²	Valor:
	6 3.1 –4.0 cm²	7 4.1 –8.0 cm²	8 8.1 –12.0 cm²	9 12.1 –24cm²	10 >24 cm²	Subtotal:	
Cantidad de exudado	0 ninguno	1 ligero	2 moderado	3 abundante		Subtotal:	
Tipo de tejido	0 Cerrrado	1 Tejido epitelial	2 Tejido de granulación	3 Esfácelos	4 Tejido necrótico	Subtotal:	
						Puntuación total	

Fuente: Escala Pressure Ulcer Scale for Healing. Documento VII-GNEAUPP. Instrumento para la monitorización de la evolución de una úlcera por presión.

EDITOR: *Diego Molina Ruiz*

ANEXO 6: Entrevista de valoración del dolor

1. ¿Tiene dolor?
Signos de dolor: expresión facial, postura antiálgica…
Escala verbal: ninguno—leve——moderado——intenso——muy intenso.
Medidas utilizadas para disminuir el dolor:

2. ¿Desde cuándo tiene dolor?

3. Tipo de dolor.
¿Cuándo aparece?: en reposo—actividad—durante las curas
¿Es continuo o intermitente?
Intensidad:
Escala numérica:
0 (nada) _1_2_3_4_5_6_7_8_9_10 (insoportable)
Cuando siente mayor dolor:
Descripción: punzante-pulsátil-escozor calambre…
Factores que alivian el dolor.

4. Localización:
Alrededor de la herida-lecho de la herida-borde de herida-lejos de herida.

5. En qué medida el dolor afecta a su vida diaria.

Fuente: Gottrup F, Jorgensen B, Karlsmark T, Sibbald RG, Rimdeika R, Harding K, et al. Reducing wound pain in venous leg ulcers with Biatain Ibu: a randomized, controlled double-blind clinical investigation on the performance and safety. Wound Repair Regen. 2008;16:615–25.

EDITOR: *Diego Molina Ruiz*

ANEXO 7: ESCALA FLACC

De 1 mes-3 años y en pacientes no colaboradores

FLACC

Calificación del dolor de 0 al 10. (El 0 equivale a no dolor y el 10 al máximo dolor imaginable)

	0	1	2
Cara	Cara relajada Expresión neutra	Arruga la nariz	Mandíbula tensa
Piernas	Relajadas	Inquietas	Golpea con los pies
Actividad	Acostado y quieto	Se dobla sobre el abdomen encogiendo las piernas	Rígido
Llanto	No llora	Se queja, gime	Llanto fuerte
Capacidad de consuelo	Satisfecho	Puede distraerse	Dificultad para consolarlo

0: no dolor; 1-2: Dolor leve ; 3-5: dolor moderado ; 6-8: dolor intenso; 9-10 : máximo dolor imaginable

Fuente: European Pressure Ulcer Advisory Panel and National Pressure Ulcer Advisory Panel. Prevention and treatment of pressure ulcers: quick reference guide. Washington DC: National Pressure Ulcer Advisory Panel; 2009.

EDITOR: *Diego Molina Ruiz*

ANEXO 8: ESCALA DEL DOLOR CRIES

Cuadro 2. CRIES (*Crying, Requires oxygen to maintain saturation > 95%, Increased vital signs, Expression, Sleeplessness*). Puntuación para medir el dolor en el recién nacido postoperado

Parámetros	Valoración del dolor en el recién nacido Puntuación		
	0	1	2
Llanto	No	Tono agudo-consolable	Tono agudo-inconsolable
FiO$_2$ para SO$_2$ >95 %	No	< 0.3	> 0.3
FC o TAS	≤ preoperatorio (basal)	< 20% basal	> 20% basal
Expresión	Normal	Muecas	Muecas/gemidos
Período de sueño	Normal	Se despierta a intervalos frecuentes	Constantemente despierta

FiO$_2$: fracción inspirada de oxígeno
SO$_2$: saturación de oxígeno
FC: frecuencia cardíaca
TAS: tensión arterial sistémica
Tomado y modificado de referencia 11

Fuente: European Pressure Ulcer Advisory Panel and National Pressure Ulcer Advisory Panel. Prevention and treatment of pressure ulcers: quick reference guide. Washington DC: National Pressure Ulcer Advisory Panel; 2009.

EDITOR: *Diego Molina Ruiz*

SOBRE EL EDITOR

DIEGO MOLINA RUIZ, Puertollano (Ciudad Real), 15 de Febrero de 1959.

Formación académica

Licenciado en Enfermería. Universidad Hogeschool Zeeland (Holanda) 2002. Especialista en Enfermería Médico-Quirúrgica. Master en Ciencias de la Enfermería. Universidad de Huelva. Diploma de Estudios Avanzados en Medicina Preventiva y Salud Pública, Universidad de Huelva.

Lugar de trabajo

Enfermero Comunitario UGC Gibraleón del Distrito Sanitario Huelva Costa Condado Campiña.

Profesor asociado Departamento de Enfermería, Universidad de Huelva.

Experiencia previa

Autor y Editor de editorial especializada CC SS. Enfo Ediciones, FUDEN, Madrid.

Como docente ha impartido los Módulos 6 sobre Técnicas de Resonancia Magnética y 7 sobre Técnicas de asistencia en Exploraciones Ecográficas del Curso de Formación Profesional Ocupacional "Técnico en Radiodiagnóstico" con Expediente 98/2005/J/221 y N° 21 – 15, de la Consejería de Empleo de la Junta de Andalucía, con un total de 250 horas docentes.

Desde 2006 desarrolla labor docente como profesor asociado en la Universidad de Huelva.

Experiencia investigadora

- **Líneas de investigación:** Salud Laboral, Atención Primaria, Preanalítica, Salud Mental.
- **Participación en proyectos de investigación**
  - Investigador colaborador en el proyecto FIS 12/ 1099.
  - En la actualidad participa en un proyecto de investigación en salud FIS.
- **Participación en proyectos editoriales**

    Más de 40 artículos publicados en revistas de enfermería y biomédicas, nacionales e internacionales. Más de 65 capítulos de libros y 36 libros como autor y coordinador.

Otros méritos

Miembro del Comité de Ética Asistencial de Huelva.

EDITOR: *Diego Molina Ruiz*

SOBRE LOS AUTORES

ANDRÉS CLAVERO LORENZO, Huelva (Huelva), 24 de Mayo de 1975.

Formación académica

Técnico Especialista de Laboratorio de Análisis Clínicos. (Huelva) 1995.

Diplomado en Enfermería. Universidad de Huelva (España) 1997.

Experto Universitario en Enfermería Legal y Forense. UNED. 2013

Experto Universitario en Estadísticas aplicadas a las Ciencias de la Salud. UNED. 2012

Experto Universitario en Gestión de Recursos Humanos en Enfermería. UNED. 2012

Lugar de trabajo

Enfermero Comunitario UGC Palos de la Frontera-Mazagón del Distrito Sanitario Condado Campiña.

Experiencia investigadora

- **Comunicación Nacional:** Evaluación de calidad de la atención a pacientes diabéticos tipo 2.

Otros méritos

- Reconocimiento de Ámbito Regional de Calidad Avanzada por la Agencia de Calidad Sanitaria de Andalucía.

ELENA SOSA CORDOBÉS, San Juan del Puerto (Huelva), 24 de Febrero de 1993.

Formación académica

Graduada en Enfermería. Universidad de Huelva 2016.

Lugar de trabajo

Enfermera del St George's Hospital (Londres)

Experiencia investigadora

Investigadora colaboradora en el proyecto de investigación "Promoción de hábitos saludables en el ámbito universitario" en el Departamento de Enfermería de la Universidad de Huelva durante el curso académico 2014-2015.

Publicaciones

Coautora del libro 9 *Cuidados de Traqueostomías*, de la colección *Notas sobre el cuidado de Heridas*. (Libro impreso). Editado por Molina Moreno Editores. Con ISBN-10: 1535312750, en Primera Edición de 15 de Julio de 2016.

TÍTULOS DE LA COLECCIÓN

Notas sobre el cuidado de heridas (15 Guías)

Guía 1: **HERIDAS AGUDAS.** *Notas sobre el cuidado de heridas. Vol. 1*
Guía 2: **QUEMADURAS.** *Notas sobre el cuidado de heridas. Vol. 2*
Guía 3: **HERIDAS TRAUMÁTICAS.** *Notas sobre el cuidado de heridas. Vol. 3*
Guía 4: **HERIDAS QUIRURGICAS.** *Notas sobre el cuidado de heridas. Vol. 4*
Guía 5: **HERIDAS CRONICAS.** *Notas sobre el cuidado de heridas. Vol. 5*
Guía 6: **HERIDAS INFECTADAS.** *Notas sobre el cuidado de heridas. Vol. 6*
Guía 7: **LESIONES CUTÁNEAS.** *Notas sobre el cuidado de heridas. Vol. 7*
Guía 8: **CUIDADO OSTOMIZADOS.** *Notas sobre el cuidado de heridas. Vol. 8*
Guía 9: **CUIDADO TRAQUEOSTOMÍAS.** *Notas sobre el cuidado de heridas. Vol. 9*
Guía 10: **DERIVACIONES CUTÁNEAS.** *Notas sobre el cuidado de heridas. Vol. 10*
Guía 11: **ÚLCERAS POR PRESIÓN.** *Notas sobre el cuidado de heridas. Vol. 11*
Guía 12: **PIE DIABÉTICO.** *Notas sobre el cuidado de heridas. Vol. 12*
Guía 13: **ÚLCERAS VASCULARES.** *Notas sobre el cuidado de heridas. Vol. 13*
Guía 14: **ÚLCERAS EXTRIMIDAD INFERIOR.** *Notas sobre el cuidado de heridas. Vol. 14*
Guía 15: **COMPENDIO DE HERIDAS.** *Notas sobre el cuidado de heridas. Vol. 15*

EDITOR: *Diego Molina Ruiz*

Nota del Editor:

Para poder atender cualquier consulta relacionada con el presente libro o bien con la colección a la que pertenece, quedo en todo momento a disposición de todos los lectores en la siguiente dirección de correo electrónico:

molina.moreno.editores@gmail.com

Edición impresa en papel y ebook disponible en:

www.amazon.com y www.amazon.es

EDITOR: *Diego Molina Ruiz*

Copyright © 2016 Diego Molina Ruiz

Edita: Molina Moreno Editores molina.moreno.editores@gmail.com

Diseño de portada: Diego Molina Ruiz

Título de la Obra: Guía de Úlceras por Presión

Guía número 11

Serie: Notas sobre el cuidado de Heridas

Primera edición: 14/10 /2016

Tapa blanda, número de páginas: 89

Autoría:

Autor: Andrés Clavero Lorenzo

Autora: Elena Sosa Cordobés

Diego Molina Ruiz Ed.

All rights reserved / Todos los derechos reservados

ISBN-10: 1539562611
ISBN-13: 978-1539562610

Edición impresa en papel y ebook disponible en:
www.amazon.com y www.amazon.es

Todos los derechos reservados. Este libro o cualquiera de sus partes no podrán ser reproducidos ni archivados en sistemas recuperables, ni transmitidos en ninguna forma o por ningún medio, ya sean mecánicos o electrónicos, fotocopiadoras, grabaciones o cualquier otro sin el permiso previo de los titulares del Copyright. Las imágenes han sido cedidas por los autores y se prohíbe la reproducción total o parcial de las mismas.

Guía 11: ÚLCERAS POR PRESIÓN

www.ingramcontent.com/pod-product-compliance
Lightning Source LLC
Chambersburg PA
CBHW080716190526
45169CB00006B/2403